智 读 汇

连接更多书与书，书与人，人与人。

中国母婴渠道精耕者

刘磊 著

中国商业出版社

图书在版编目（CIP）数据

中国母婴渠道精耕者 / 刘磊著. -- 北京 ：中国商
业出版社，2024. 9. -- ISBN 978-7-5208-3046-1

Ⅰ．R172

中国国家版本馆 CIP 数据核字第20242R24X6号

责任编辑：吴　倩

中国商业出版社出版发行

（www.zgsycb.com　100053　北京广安门内报国寺1号）

总编室：010-63180647　编辑室：010-83128926

发行部：010-83120835/8286

新华书店经销

北京荣泰印刷有限公司印刷

*

710毫米 ×1000毫米　16开　17.5印张　245千字

2024年9月第1版　2024年9月第1次印刷

定价：68.00元

* * * *

（如有印装质量问题可更换）

精诚创品牌　精耕做精品

　　《中国母婴渠道精耕者》一书是婴童智库＆奶粉智库创始人刘磊对十多位中国母婴零售行业优秀代表人物的访谈实录，有创业故事，有真情实感，更有真知灼见。浏览全书，让人感触良多，我首先想到的是十个字："精诚创品牌，精耕做精品。"精诚、精品、精细、精耕，是母婴行业应有的初心，是中国经济高质量发展的时代要求，更是母婴产业进入新发展阶段后做优做强的制胜法宝。

　　一、精诚和精品是母婴行业应有的初心和使命

　　母婴行业责任重大，必须以精诚和精品来回应消费者的信任和期待。

　　俗话说，民以食为天，儿童食品则是比天还大的事。绝大多数中国父母，对孩子的饮食和健康都是全心全力投入，即使自己节衣缩食，也要保证给孩子最好的营养，"再苦不能苦孩子"。在这种社会文化背景下，母婴行业的创业者和管理者，无形中要面对更多的社会期许，承担更多的道义责任。正如刘磊在书中所提及的，母婴行业是一个充满爱心和责任的行业，护航中国宝宝健康成长的责任重大。

母婴食品，安全为本，质量至上，要不辜负家长的信任，母婴产业链各个环节的从业者都需要本着爱心和真诚来行正道，做精品，创品牌，确保全链条的可信可靠。从这个意义上来说，母婴食品天生就应该精耕细作、精益求精。对母婴品牌来说，消费者的信任是品牌发展的基础。企业要赢得消费者的信任，精心诚意的修炼是首要的。

如何基于精诚来创品牌？有关"品牌本真性"的 3R 理论值得借鉴。全球知名传播咨询机构 Cohn & Wolfe 推出了一个"Authentic 100"的排行榜，中文可以翻译为"全球本真品牌 100"排行榜或者"全球 100 个最可信赖品牌"排行榜。这个排名从三个维度（3R）七个指标来衡量品牌的可信赖程度。

（1）做事可靠（Reliable），指企业提供的产品与服务要好，包括两个指标：信守承诺（Delivers on Promises），质量过硬（High Quality）。

（2）敬人可亲（Respectful），指企业真诚对待客户，包括两个方面：善待客户（Treats Customers Well），保护客户隐私与资料（Protects Customer Privacy and Data）。

（3）真实可信（Real），指企业不弄虚作假、诚实本分，包括三个方面：与客户坦诚沟通（Communicates Honestly），诚实无欺（Genuine and Real，not Artificial），行为正直（Acts with Integrity）。

基于精诚创品牌也与中国传统文化精神一脉相承。《孟子》全书中"诚"字出现 22 次，基本含义是诚心真意，其中"诚者，天之道也；思诚者，人之道也"成为传诵千古，至今仍脍炙人口的名言。

二、精细是中国经济高质量发展的时代要求

改革开放以来，中国经济保持连续多年高速发展，取得了举世瞩目的巨大成就，成为世界第二大经济体。与此同时，中国企业茁壮成长，涌现了一大批优秀的企业和企业家。中国企业家调查系统课题组发布的《2023·中国企业家队伍成长与发展 30 年调查综合报告》，以持续 30 年的问卷追踪调查数据为基础，总结了中国企业发展和企业家成长的历程和经验。这份报告中一个重要的发现是中国企业和企业家成长的阶段性特征，包括四个阶段：社会主义市场经济体制创建期（1993—2002 年）、全球化背景下的经济发展转型期（2003—2012 年）、强调自主创新的改革开放攻坚期（2013—2017 年）、大变局下的高质量发展推进期（2018 年至今）。在不同阶段，企业发展的现实挑战和关键目标明显不同，企业的管理重点自然也会不同，概括来说，是从"活下来"到"赢市场"，到"拼创新"，再到"开新局"。

在市场经济体制创建期，很多企业，尤其是中小企业，不仅在资源上一穷二白，在管理体系上也是从零开始，"活下来"是最现实的目标，企业难免粗放发展，甚至恶性竞争。

在经济发展转型期，跟国际接轨、提升市场竞争力是企业发展的关键，很多企业为了"赢市场"往往不惜一切代价，价格战、同质化竞争屡见不鲜。

在强调创新驱动发展的改革开放攻坚期，通过自主创新建立差异化竞争优势成为企业共识，"拼创新"成为热点，对标国际一流企业成为管理潮流，其中也难免出现盲目跟从、东施效颦的现象。

在高质量发展推进期，如何提升企业的系统能力，开创企业新发展格局成为最关键的目标，这个阶段对企业的能力和企业家的综合素质提出了更高要求，需要企业家在总结历史经验和教训的基础上，迈上新的台阶。

在高质量发展阶段，"专精特新"企业成为热点，做优做实成为各界共识。近年来，一大批"专精特新"企业兴起，成为中国经济和企业发展的新亮点和新篇章，在宏观层面将推动构建更加健康的产业生态，在微观层面将促使企业家形成更加健康的创业心态。产业生态和创业心态的优化，将推动中国商业文明迈上新的台阶。

为了真正实现高质量发展，企业的精细化管理、精益化经营成为必备的功夫。知名企业家、中国上市公司协会会长宋志平先生的《三精管理》提供了很好的指南。该书阐释了一种与高质量发展相呼应的综合性的企业管理模式，核心是"组织精健化、管理精细化和经营精益化"。其中，"组织精健化"的目的是建立精干高效的组织体系，解决企业在成长过程中的组织竞争力问题，强调企业组织的规范化、职能的层级化、平台的专业化和机构的精干化。"管理精细化"侧重于成本控制、质量管理、现金流等方面，目的是构建成本领先的生产管理体系，在保证质量和现金利润的情况下，提升企业的成本竞争力。"经营精益化"关注业务选择、产品创新和市场细分等，其核心目标是建立效益优先的经营管理体系，解决企业的可持续盈利能力问题。令人欣喜的是，在本书母婴渠道精耕者访谈中，企业家们的很多观点与做法与"三精管理"不谋而合。

三、精耕是母婴产业在新发展阶段做优做强的制胜法宝

"精耕细作"一词，可以引发很多不同的联想：田园风光、辛勤劳作、工匠精神、优良产品等。这些似乎都与传统的工作方式和生活方式相关，与当代日新月异的高科技距离较远。事实上，高科技要真正造福人类、要可持续发展，仍然需要以人为本，需要脚踏实地，需要长期主义。"精耕细作"的要义是尽心尽力、专注专业、认真负责，这种精神其实是永恒的，永远不会过时。在快速变化的高科技时代，我们更加需要"精耕细作"。

在看到本书之前，我受邀参与了《精耕者》访谈栏目在北京人民日报社新媒体大厦举办的"精耕者论坛：母婴行业破局之法"活动，与书中部分母婴零售企业家进行了交流，他们的实战经验、管理智慧和人生感悟给我很多启发。中国母婴零售业态服务于特殊的中国母婴群体，发展近30年，随着中国经济转型和母婴市场及产业的快速变迁，母婴零售业态已经进入了精细化、专业化发展的新阶段。

作为本书的策划者和出品方，婴童智库 & 奶粉智库同样是行业精耕的代表，这是一家精耕奶粉和母婴行业、垂直度和深度非常高的专业公司，其创

始人刘磊是一位勤奋好学、思想深刻、有很强的使命感和责任感的"85 后"青年才俊。在本书中,刘磊对中国母婴行业的发展历程进行了全景式描述,对行业精耕的内涵和方法做了很好的梳理和提炼。我们可以看到:精耕细作、做精品、创品牌,已经成为母婴行业优秀企业家的共识。刘磊以专业精神做专业精品,对于母婴零售的了解和洞见非常深刻,使得本书内容不仅易读易懂,而且很有思想和启发性,值得大家花时间细读。

北京大学光华管理学院市场营销系教授、博士生导师

彭泗清

　　我大学毕业就进入了奶粉行业，从销售主管做起，到区域主任、大区经理、市场总监、商贸公司营销总经理等职位，再到成为奶粉 KOL 及新媒体创业者，打造了婴童智库 & 奶粉智库等行业知名平台，致力于链接品牌、渠道及消费者，为母婴赋能，以及为 1 亿宝妈及从业者解读每一款奶粉，现已覆盖千万级母婴垂直用户，行业洞察、品类分析、专业评测、渠道赋能、白皮书等专业内容及"比奶粉"工具深受读者和用户喜欢。一路走来，18 载岁月，见证过行业发展的荣光、经历过行业风雨的洗礼，我越来越热爱奶粉及母婴行业，也在此精耕不辍，懂得了解决问题、创造价值，与行业共担当、同奋进的意义，也懂得了长期主义、专业精耕的价值和必要。

　　母婴行业是一个充满爱心和责任的行业，需要我们用"精耕"的理念去经营。"精耕"这个词起源很早，不是我的原创，但却成了我创业的重要理念，带给我很多新的认知和启发。作为婴童智库 & 奶粉智库的创办者，我在

2014年便率先提出"精耕"理念，此后一直持续倡导和践行精耕，呼吁行业精耕市场、精耕品牌、精耕渠道、精耕用户。我们坚守专业精耕，赋能母婴行业健康发展，落实了如精耕内容、精耕沙龙、精耕大会、精耕者杂志、精耕者直播、精耕的力量年度演讲以及精耕者网站及小程序、精耕者访谈栏目等一系列精耕项目。我们很开心地见证并助推了中国母婴行业的精耕之力，很欣喜精耕正在成为行业发展的共识。不知不觉中，精耕已伴随了我10年，在国家"专精特新"大政策、大趋势之下，我很想去探寻并致敬母婴行业的精耕者，去挖掘他们背后的故事，成功的秘诀，向上的力量，给行业更多的思考和启迪。

回顾过往，追溯中国母婴行业的发展史，从星星之火到燎原之势，母婴行业已经深深融入中国现代化进程的血脉之中，成为独具特色的现代化产业。起起伏伏近30载，已经形成了产业端、企业端、品牌端、渠道端及消费者端等各个端口彼此支撑、相互协同、携手并进、共生共赢的发展局面。这得益于国家宏观经济的发展，人民对美好生活的向往，新生人口群体的庞大红利，也得益于行业及企业的努力。工作之中，我去过很多地方，到访过很多企业，参观了很多工厂，走过很多门店，拜访过很多大咖，在与他们的交流中，我增长了见识，启迪了思想，每个省、每个市、每个客户都不同，他们对于市场的感知也有差异。

我看到了品牌厂商的力量。它们用一罐罐奶粉，一份份爱心呵护中国宝宝的健康成长，坚守初心，不忘使命，精耕细作铸品牌，护航祖国的花朵，展现母婴的大爱。它们创新科研、专注产业链建设、提供优质的产品、强化品牌形象，提供优质服务。我有幸见证了飞鹤、伊利、君乐宝、澳优（佳贝艾特、海普洛凯1897等）、宜品、蓓康僖、达能纽迪希亚、菲仕兰、雀巢、惠氏、a2、蒙牛、健合、圣元、优博、贝因美、蓝河、光明、海王喜安智、辉山、三元、完达山、和氏、雅泰、圣桐特医、贝特佳、欧恩贝、倍恩喜等品牌的不懈努力与耕耘，我们致敬品牌厂商的力量。

我看到了母婴渠道的力量。它们服务千万消费者，卖出一罐罐奶粉、一个个奶瓶，心怀热爱，用心承载，充满对宝宝健康和快乐的期待，用将心比心的关怀，托举孩子的未来。它们用 5 年的奋斗，10 年的坚守，20 年的砥砺前行，让母婴渠道从单一的个体到千帆竞发，从一个门店到千家连锁，从地区一隅到全国扩张，它们是中国母婴行业从小到大、由弱到强、蓬勃发展的关键力量，是中国母婴行业实现现在及未来更大发展的精耕者。我们致敬母婴渠道的力量。

立足当下，新生人口下降、市场规模收缩、品牌集中化加剧、行业内卷升级，困难不断、迷雾重重，中国母婴渠道进入一个品牌集中、整合扩张、专业化、差异化、连锁化、规模化的关键阶段……精品店、调理型店、连锁店、整合体系等并存，母婴渠道何去何从？在困境之下，我们既要低头走路，也要抬头看天；既要脚踏实地，亦要仰望星空。我们需要思想的引领，也需要智慧的启迪；需要方法去破局，也需要行动去创新。正如我在第二届中国奶粉品牌节暨羊奶粉品牌节所说："当前行业，难是常态，迎难而上是姿态。"细究迎难而上，定要专业精耕，做好根本！

很庆幸，我和团队在 2023 年 9 月开启了《精耕者》访谈栏目第一季，跨越全国数万公里，探访上海、广州、青岛、济南、成都、西安、长沙、东莞、海口、兰州、南宁等十余座城市，拜访多位母婴行业大咖，探寻破局之法，精耕之道。我们看到了中国母婴渠道发展的不同业态，深入了解了母婴渠道的层层细节，积累了大量的交流经验、优秀案例、具体方法，《精耕者》第一季上线后收获了大家的广泛好评。在访谈内容的基础上，我及团队撰写成书《中国母婴渠道精耕者》，主要聚焦中国母婴渠道，借由它们的经营之道、精耕之思、精耕之行，给行业从业者更多启发和思考，也希望能聚集更多品牌和渠道的力量，助力中国母婴行业的欣欣向荣。

在本书的第一章，我重点梳理了中国母婴渠道的发展历程，更宏观地去感受母婴渠道发展的波澜壮阔、长期主义和专业精耕之路；第二章我给大家深入解读了精耕及精耕者，并呈现了行业大咖说精耕的精彩观点和经典语录等；第三章我记录了与爱婴室董事长兼总裁施琼、中亿孕婴童总经理陈跃、小飞象总经理冯红卫、广东绿臣贸易总经理沈志强、湖南妈仔谷创始人彭云辉、海南健瑞儿集团总裁伍苏科、海南南国宝宝创始人刘江文、华恩婴贝儿董事长贾俊勇、喜阳阳爱婴董事长王伟国、广西企鹅宝贝创始人戴国全等十位渠道大咖的访谈；第四章，我及团队采写了孩子王、孕婴世界、爱婴岛的深度内容；第五章我以品牌代表访谈实录的方式，记录了与宜品乳业集团董事长牟善波的访谈内容。在本书的最后，我分享了母婴精耕者之歌，丰富了精耕者的内涵与外延……通过对精耕者的理解以及各位大咖的观点分享，门店的经验采写，力求为大家带来更多方向性和实用性的方法指导。

展望未来，路漫漫其修远兮，吾将上下而求索。《专精特新——中小企业的冠军之道》一书中说："在动荡的环境中，保持'低成本'是一种必不可少的能力。无论外界的环境如何变化，企业必须持续降低成本，追求'总成本最低'，才能在低迷的环境中持续盈利，否则企业的发展很容易被市场环境所左右，导致企业家陷入怨天尤人的地步。"中国母婴行业始终是一个充满爱心和责任的行业，也是充满潜力和挑战的行业，生存和发展的压力始终存在。母婴渠道的总体规模并不算大，但整合与重塑仍将继续，也将继续在艰难中前行，创始人的心力、认知力和战略定力至关重要，对行业发展的理解，对会员服务、商品选择、供应链打造、门店运营、人才培训、数字化进程、社群融合等维度的理解和关键工作的开展至关重要，是真正需要专业精耕的阶段，精耕的目的就是要创造不可替代的价值，就是要提升效率，降低成本。

"沧海横流方显英雄本色，风急浪高更见中流砥柱。"在行业风云变幻的当下，中国母婴渠道精耕者就是母婴行业发展的英雄本色，更是中流砥柱，但要想做得更好，进一步专业化和规模化，前路漫漫仍需长期奋斗。正如《从大到伟大 2.0：重塑中国高质量发展的微观基础》一书所说："假如未来这 10 年你每年都面临一个'成王败寇'的决策，成功或失败的概率都是 50% 的话，那么你这 10 年每年都做出正确决策的概率是 2 的 10 次方分之一，即 1/1024。这意味着，今天 1000 个被称为商业领袖的青年才俊，只有一个能在 10 年后成熟、成长为真正的商业领袖，带领自己的企业成为伟大企业，前路漫漫的 10 年啊！"

这是母婴行业首部以精耕理念为核心，以访谈为主要方式撰写的书，凝聚了我 18 年的行业思考，与大咖的采访交流心得，对母婴渠道的深入剖析，希望对母婴从业者有所启发。谨以此书，致敬中国母婴行业所有的精耕者，并特别地为中国母婴渠道精耕者点赞，漫漫征途，道阻且长，我们一起坚守，一起精耕！

刘磊

2024 年 5 月于北京

CHAPTER **1**

第一章
中国母婴渠道发展历程

20世纪90年代，母婴渠道在中国市场悄然萌芽，历经近30载的风雨洗礼，母婴渠道也从最初的萌芽状态，到2000年左右崭露头角，2008年后快速发展，并逐步成为今天代理商和零售店相互协同又相互交织的庞大而复杂的母婴渠道生态体系。回顾这段历程，我们不难发现，母婴渠道的成长壮大与经济红利、人口红利、消费红利以及资本红利的共同推动密不可分。在这一过程中，众多母婴从业者筚路蓝缕，栉风沐雨，凭借敏锐的洞察力和执着的创新精神，敢闯敢拼，在不同阶段、不同地域，积极满足用户需求，熬过千辛万苦，抓住了时代机遇，推动行业快速发展。如今，母婴店已经成为亿万母婴家庭信赖的选择。让我们一起回顾这段波澜壮阔的发展历程，探寻中国母婴渠道发展背后的成长密码与风雨历程。

20 世纪 90 年代至 2008 年

受益于宏观经济发展和消费需求，母婴店崭露头角

　　母婴渠道的起源，我们可以追溯至 20 世纪 90 年代。这一阶段，中国新生儿数量众多，这为母婴市场提供了巨大的潜在需求，一些省份陆续出现代理婴幼儿服饰、用品、食品的代理商以及主营婴幼儿服饰、用品的门店，如1991 年创立的云南小太阳，1992 年创立的山西亚强，1995 年创立的四川蓉盛达、云南登康（2003 年创立登康贝比连锁），1996 年创立的广西孩儿宝商贸、新疆喜洋洋商贸（1998 年创立喜阳阳爱婴连锁），1998 年创立的湖北中天婴幼，1999 年创立的湖北兴明华商贸（2010 年创立可恩宝贝连锁）等。到2000 年前后，受益于宏观经济的发展，中国零售业进入快速发展阶段，各类零售业态层出不穷，消费需求专业化，百货商场等开始涉足母婴类别产品，街边出现了专门的童装店、儿童用品店等，母婴概念逐渐兴起。

　　在这个阶段，母婴代理商发展较快，母婴店发展形态以个体户经营为主，夫妻店较为普遍，经营面积一般在 30~50 平方米，采用单门面甚至是柜台模式。母婴产品的品类相对较少，以童装、用品等为主，整体产业并未形成规模，但已经呈现出较好的市场潜力。作为一种新兴的销售渠道，此时处于门店位置好，客流量就大，门店营业额就高，并且有货就能盈利的阶段。

　　这一时期，陆续出现了很多母婴店，有些如今已成长为知名的全国性、跨省级或者地市级母婴连锁。比如，1996 年创立的贵州遵义金牛、福建厦门爱娃；1997 年创立的上海爱婴室、江苏盐城爱心天使、贵州六盘水爱心园；

1998 年创立的四川江油孕婴世界、广元那屋宝贝、广东珠海爱婴岛、新疆喜阳阳爱婴；1999 年创立的北京乐友孕婴童、江苏淮安爱婴超市、四川绵阳乖宝宝；2000 年创立的江苏江阴乐茵、南通金晶婴童、安徽爱婴金摇篮、河南张书奶粉专卖、开封宝宝康、河北唐山王子羊；2001 年创立的四川中亿孕婴、江苏母婴坊、河南信阳小石头；2002 年创立的湖北宜昌孕味妈咪购、广东茂名 123 专业母婴、安徽宣城吖吖孕婴；2003 年创立的云南登康贝比、北京丽家宝贝、河南商丘宝宝乐、湖南贝贝熊、湖北十堰宝贝豆等；2004 年创立的山西谷子孕婴、浙江舟山圣伊；2005 年创立的河南宝贝在线、湖南妈仔谷、江西九江爱婴宝、上饶格鲁比、赣州豆豆母婴、重庆佳婴、湖北孝感米可贝贝、浙江台州亮仔宝贝；2006 年创立的上海阿拉小优、陕西小飞象、海南健瑞儿、广西柳州爱婴站、美儿宝贝、四川南充乐贝家、巴中昂橙母婴、眉山奈特天使、重庆互惠儿童百货、湖南阳光苗苗、优康宝贝、浙江海盐铁皮青蛙、江西南昌麦芽宝贝、江苏泰州爱之心；2007 年创立的山东济南婴贝儿、四川达州孕婴计划、广西玉林爱婴天地、安徽爱心亲子园等。

这些母婴店或从夫妻店起家，或从经销商转型，或是厂家业务员创业……有的是因为误打误撞进入，有的是因为养育宝宝而激发了灵感，有的是为了养家糊口，有的是缘分到了……他们是母婴行业早期的拓荒者、耕耘者，在以产品为王的卖方市场，做强实体，做好零售，从筚路蓝缕到打下根基。笔者与他们中的很多人交流过，他们最初并没有想过母婴会有大机会，只是单纯觉得可以做，然后通过自己的专注专业，打好了坚实的基础，意外地遇见了大机会，并在其来临时更好地把握住了。

2008 — 2014 年

进口奶粉受到青睐，中国母婴店迎来发展风口

2008 年的三聚氰胺事件是中国奶粉行业发展的重要分水岭，也是母婴渠道发展的加速器，消费者对安全的重视度陡然增长，对进口奶粉需求量大增，进口奶粉大量涌入中国市场，而母婴店逐步成了进口奶粉发展的温床，进口奶粉也成了母婴店扩张的利器，为母婴行业注入了新的活力，大量母婴店如雨后春笋般涌现并迅速扩张，中国母婴渠道迎来黄金发展期。这一时期，母婴店间的竞争逐步显现，门店为获得合理利润，除精心选址、选品外，还开始重视管理策略。

在这一阶段，消费者纷纷从传统商超百货转向专业的母婴店购物，使得母婴店奶粉、纸尿裤等品类的销量激增。进口奶粉、高端奶粉及自有品牌纷纷崭露头角，毛利率实现大幅提升。母婴店从市区迅速扩展到县城、乡镇，连锁化、规模化特点愈加明显。一些小规模的连锁企业开始崭露头角，区域性母婴连锁企业开始快速崛起。母婴店进入连锁扩张阶段，跑马圈地，市场扩张，加速开店的步伐。

这个阶段是母婴渠道自主发展的黄金时期，各省级连锁、地市级连锁、加盟连锁、母婴代理商迅猛发展，有的门店数量突破几十家、上百家甚至几百家，单店面积从二三十平方米、五六十平方米到两三百平方米，甚至一两千平方米，区域市场母婴连锁表现亮眼，绝大多数现在知名的母婴渠道都是在这个阶段快速扩张并发展壮大起来的。这个阶段也出现了一些新的母婴店，

比如 2008 年创立的江苏南京伊贝儿、云南昆明婴格母婴、河南驻马店母爱 e 百（原名：妈咪宝贝）、四川遂宁千里臣、湖南娄底妈咪贝比熊，2009 年 创立的江苏南京孩子王、甘肃兰州格瑞丽家，2010 年创立的湖北武汉可恩 宝贝、河南南阳宛童宝、浙江义乌爱因宝，2011 年创立的四川成都婴之皇、 宝贝联盟，2012 年创立的广西百色企鹅宝贝等。

2014—2019 年

线上电商迅速崛起，母婴店发展迎来挑战

自 2010 年起，互联网的迅猛发展改变着消费者的购物习惯。在这一时期，京东商城、淘宝商城、苏宁易购、亚马逊等综合电商平台纷纷开设母婴专属渠道及跨境购，为消费者提供了更丰富的购物选择。随后，蜜芽宝贝、贝贝网等个性化垂直母婴平台以及海拍客等母婴 B2B 平台也如雨后春笋般涌现，进一步丰富了母婴市场的竞争格局。

随着电商平台在 2014 年后的迅猛发展，其物流效率和价格优势对线下母婴店造成了不小的冲击。这一阶段，实体门店的进店率有所降低，迫使母婴店更加注重团队建设，提升专业化服务水平，以吸引和留住消费者。经过这一阶段的发展，中国的母婴店已经形成了多元化的零售渠道和丰富的产品品类，满足了消费者日益多样化的需求。同时，面对市场的竞争和变化，母婴店也在不断探索和调整经营策略，以适应时代发展。

这个阶段，出生人口数量较多，但经历了冲高回落的情况，2014 年及 2015 年都超过了 1600 万人，2016 年及 2017 年都超过了 1700 万人，2018 年下降为 1523 万人，2019 年下降为 1465 万人。与此同时，受国家政策指引、消费者新国货认知提升、中资奶粉品牌和渠道的协同等原因影响，国产奶粉大幅回暖并呈现崛起之势，深度分销、流量品引流、渠道品助力，客观上助力了优质母婴渠道的进一步发展，也成就了今天的国产奶粉的新热潮。

值得注意的是，除了跨境购模式的宝妈时光、合伙人模式的南国宝宝、

供应链转型升级而来的玛玛可等少数新兴连锁品牌获得跨省级认知度外，母婴渠道在这个阶段成立的脱颖而出的"后来者"相对较少，这也反映了市场竞争的激烈程度，或者说母婴渠道自主发展的红利窗口期正在关闭，市场将逐步进入新的规模扩张期，被动性会增加。

与此同时，随着电商、跨境购的兴起以及消费者需求的多样性，零售业态的创新，市场上出现了不少做得很有特色的精品店，调理型门店也逐步增加，不断满足消费者更个性和更专业的需求，在品类选择、商品选择和专业服务上做出了自己的差异化特色。

2020 年至今

新生人口减少叠加疫情影响，母婴行业进入整合变革期

　　2020 年新冠疫情的暴发使母婴行业面临前所未有的挑战，或者说加速了母婴行业的洗牌。三年来，新生人口数量不断下降，消费者行为发生深刻变化，市场从增量竞争逐步演变为存量甚至减量竞争。母婴店原有的供应链体系受到严重冲击，整个行业面临经营困难和盈利困境。在这一背景下，中小店闭店、中小连锁收缩门店，有些中型连锁直接资金链断裂出局，全国母婴店数量急剧下降，从 2019 年的 23 万 ~25 万家下降至 2023 年的 16 万家左右，市场窜货乱价现象严重，破坏了渠道价值链，母婴渠道进入深度的洗牌和调整期，代理商从过去的难发展的危机转向难生存的危机，代理商是否还有价值，能否存在成为广泛讨论的问题。为了更好地生存发展，抱团取暖，获得更好的供应链和运营能力，母婴渠道进入整合扩张、降本增效、专业升级的新阶段。

　　比如 2021 年，爱婴室收购湖南贝贝熊；2022 年，孕婴世界拓展安徽和湖北市场，南国宝宝联合贵州婴之坊、江西豆豆等连锁创立海南宝贝天下，山东婴贝儿携手多爱一婴等成立华恩科技；2023 年，孩子王完成收购乐友 65%的股权，登康贝比发起成立"英联荟"，中亿孕婴童拓展至湖南和贵州市场；2024 年，广东绿臣与湖南妈仔谷、广东 123 专业母婴携手联合拓展广西市场，陕西小飞象拓展新疆和山东市场；此外，2020 年以来，四川昂橙母婴在原有

巴中、攀西、雅安等市场的基础上，进一步拓展四川市场，遂宁千里臣走出遂宁，拓展四川，并走进湖南市场。母婴渠道快速变化、群雄混战、扩张版图，很多省份出现了不低于7个全国性或跨省级连锁渠道的现象，新一轮整合潮正在提速。

未来3~5年，母婴渠道的整合潮还将继续，专业化、差异化、连锁化、规模化、数字化、线上线下一体化将成为行业发展的必然趋势。一些头部连锁的机会正在显现，它们借势出击，加速渠道集中度和规模化的形成，一些代理商也酝酿着整合协作，缺乏竞争力的渠道将会出局，而选对阵营的奶粉品牌将获得更多发展机遇和市场份额。但是，在行业集中度不高的母婴渠道，整合依然存在很多不确定性，母婴连锁需要提升体系化的专业运营能力，要综合考量供应链的有效性、数字化水平、消费者服务能力、模式的复制能力等。此外，整合只是门店发展的一个选择，并不是唯一出路，抱团取暖、自我发热、专业转型、做大自营等都是自救方式，比如精品店、调理型门店等新型门店业态因为其独特的差异性也正在兴起，而且调理型母婴店大有加速成长之势。

需要特别注意的是，在母婴渠道发展过程中，也有一批批代理商前赴后继，创新坚守，他们作为中国母婴渠道的中坚力量，深度分销者和品牌服务商或运营商，一方面服务于品牌商，另一方面服务于母婴店，发挥了重要的作用，尽管市场对代理商的唱衰之声不绝于耳，但我们坚信代理商的价值，只是代理商需要做好定位，更加专业、创造价值。除了以上提及的渠道，我们也接触过大量的其他代理商渠道，并连续两年在中国奶粉品牌节暨羊奶粉品牌节上探讨代理商和零售商的生存发展之道。类似于安徽怡峰商贸、绿叶商贸、苏康国际、四川旅侨商贸、聚鹏商贸、劲锐商贸、鑫巨兴、贝古特、众汇城、蓉盛达、广东绿臣贸易、河南骄宝母婴、豫婴龙商贸、和剂堂、江西宝盈商贸、广西亲之贝、重庆锦地罗、九麦、宝贝年代、贵州自然臣、今童、隆锦祥、陕西弘信博康、母子福、浙江永卓商贸、大美久恒、江苏卓瑞祥、湖北母爱部落等，越来越多的代理商/运营商，都在进行品类选品、渠道协同、团队培养、市场覆盖、动销服务等方面的专业努力，在探索和优化代理商的发展路径。

大江大河，不断奔涌向前。绝大多数行业都有自己的生命周期，包括初创期、成长期、成熟期和衰退期等，母婴行业亦不例外，透过母婴渠道的发展历程，我们看到母婴渠道正处于一个深刻变革、专业升级的成熟期，需要我们保持敏锐的洞察力，灵活应对市场变化，不断提升自身的竞争力和适应能力，要有坚守，也要有突破。我们也看到母婴渠道数十年如一日的积累，它们成立的时间往往都很长，处于中国母婴渠道的萌芽期、崭露头角期，有的虽然成立时间较晚，但实际从事母婴行业的时间很早，10 年、20 年的坚守和成功，让我们看到了时间的力量、专注的力量、精耕的力量。

《专精特新：中小企业的冠军之道》一书中说："任何一家企业，本质上都是服务型企业，服务型企业的背后体现的是企业的'事业概念'，比如母婴企业实际上从事的是'爱'的事业。企业拥有'事业概念'后，不仅可以拓宽市场容量，同时还可以使企业的经营理念和社会价值更好地结合，以贡献社会、贡献人类，让企业具备更长久的生命力和持续的竞争力。"期待在母婴渠道变革中，更多的创业者能够继续克服万难，做好服务，穿越周期，继续做好母婴这份充满爱的事业！

CHAPTER 2

第二章
怎么理解精耕者

　　顾名思义，"精耕者"便是指那些在特定行业或领域内专注于深入研究和精细化运营的个人或企业，他们可能是行业专家，可能是资深从业者，可能是具备创新思维和前瞻视野的创业者、企业家，又或者是对技艺有着极致追求的匠人，亦有可能是深度服务行业的专业机构等。精耕者的身份多种多样，但他们都应具备高度的专业素养和职业技能，对所在领域有深入的理解和独到见解，并能长期坚持，持续不断地进行精细化、专业化的操作和管理，以期创造更大价值，实现更优效果。

何为精耕者

精耕者的内涵研究

探究"精耕"一词，它起源很早，我们可以追溯到中国古代的农业实践。据《中国农业百科全书·农业历史卷》所载，精耕细作是指用以概括历史悠久的中国农业在耕作栽培技术方面的优良传统，如轮作复种、间作套种、三宜耕作、耕耨结合、加强管理等。这里有个很有意思的知识点，精耕细作的理念最早萌芽于夏商周时期，而战国、秦汉、魏晋南北朝是技术成形期，隋唐宋辽金元是精耕细作的扩展期，明清是精耕的深入发展期，而出现这样一个农业的大发展和精耕细作，主要原因有以下几点。

首先是耕作工具的进步。原始农业的主要耕作方法是刀耕火种，即人们先用石刀、石斧等把树木砍倒，晒干后放火焚烧，然后再用石犁翻土播种。商周时期虽然出现了青铜农具，但由于青铜比较珍贵，在农业生产中很少使用，木制的耒耜和石锄、石犁等仍是农业生产的重要工具。春秋战国时期，人们开始使用铁农具和牛耕并将其逐步推广。汉朝以后，铁犁牛耕成为中国传统农业的主要耕作方式。西汉是耦犁、播种工具是耧车，隋唐是曲辕犁，中国犁耕技术成熟。

其次是耕作技术的进步，春秋战国是垄作法，西汉是代田法，魏晋南北朝时北方采用耕耙耱技术，而南方采用水田耕耙技术。

再次是耕作制度的发展，两汉以一年一熟为主，宋朝以后，江南一年两熟，进行稻麦轮作，有些地方形成一年三熟，土地利用率大大提高。

最后是土地制度的发展，伴随着封建土地私有制的确立，以一家一户为单位男耕女织的个体小农经济逐步形成，这刺激了人的主观能动性，是推动农业精耕细作发展的主要动力。

从以上可以看出，技术进步、工具进步、制度进步以及理念进步使得中国古代农业生产进入了精耕细作的阶段，这也是农业精耕细作的底层逻辑，给母婴行业精耕提出了底层逻辑式的参考借鉴，我们需要把握好母婴行业的技术进步、工具进步、制度进步和理念进步。

随着市场经济的发展，"精耕"一词逐渐从农业生产领域扩展到教育、科研、工业生产等其他领域，表示在某一领域内进行深入、细致的探讨和研究。截至2024年5月13日，在知网查询"精耕"一词可得到973条结果，内容涵盖农业、生态、教育、科技、文旅、药店、母婴等各个行业，查询"精耕者"一词可得到5条结果。其中，"精耕者"最早出现在中央财经大学商学院副院长胡宗良2004年编写的《重点集中战略：隐形冠军、精耕者和游牧者》文章中，文中指出，"精耕者"是一种在中国市场环境下更易实施的重点集中战略。

一代人有一代人的使命，一代人有一代人的担当。对比精耕的发展演变，纵观母婴行业发展的历史长河，自缓慢起步、野蛮生长到竞争发展，从粗放运营到相对精细化管理，再到现在的整合与重塑，行业艰难向前，充满阵痛，但专业精耕理念有望让行业精耕细作，创新价值，拾级而上，而精耕者战略无疑是值得尝试的重点集中战略。

心路历程

我与精耕者

我大学毕业后看了不少市场营销、经营管理类书籍，深入理解了4P、4C、SWOT分析、PDCA、市场经营、定位、时间管理四象限、鱼骨图、二八定律等营销管理知识，掌握了过硬的奶粉知识和客诉处理技巧，摸索出了门店动销928法则和六重理论，超额达成了区域销售目标，获得了职业晋升。后来，我喜欢上了读书，学会了学习，通过阅读增长知识、掌握技能、释疑解惑、找到答案、提升思想，我相信知识改变命运。

或许正是由于不断学习，精进提升，我有幸于2014年创办了婴童智库&奶粉智库微信公众平台，并有能力驾驭其中的深度内容创作，聚焦做好奶粉/母婴童这件"1米宽，1000米深"的事业，在内容创新、行业深度和用户工具化服务方面不断努力。在写作本书时，我又重温了《六项精进》《长期主义》《三精管理》《精进有道》《专精特新：中小企业的冠军之道》《进化的力量》《第一性原理》《精进管理》《从大到伟大2.0：重塑中国高质量发展的微观基础》《管理的实践》《心力：创业如何在事与难中精进》《自适力：创业者持续进化的六项原则》《抢占心智》《价值》《22条商规》《定位》等众多书籍，我看到了精进、专精、精耕的重要，也看到了创始人的自我修炼和成长是制胜关键，我们都需要持续修炼心力、脑力和体力，我仿佛看到了自己提倡"精耕""精耕者"的原因，在近20年的工作实践和读书学习中，我耳濡目染，"被精进、专精、精耕等理念种草了"。

于是基于对产业化、专业化发展的理解，2014 年，我及婴童智库 & 奶粉智库团队提出了"精耕"理念；2015 年，我们倡议"品牌化产品，精耕化渠道"；2016 年，预测市场精耕化趋势：未来属于市场精耕化的品牌、企业和个人；2017 年，号召从业者加强学习，更好地服务及精耕市场；2018 年，我们呼吁行业"渠道精耕"，聚焦母婴渠道发力；2019 年，我们强调渠道之力，加强品牌和渠道精耕，把握渠道下沉机会；2020 年，我们以云颁奖之礼，与行业共勉精耕力量；2021 年，我们召开业内首个"精耕"大会——精耕中国四川站，并开办了精耕沙龙广西站、湖北站、安徽站；2022 年，我们继续探索多元领域，精耕实现线上线下一体化，"精耕沙龙"河南站、浙江站圆满成功；《精耕者》杂志正式对外发布；行业首个年终演讲《精耕的力量》圆满收官。2023 年，我们成立北京精耕者信息技术有限公司；成功举办以"聚合力，精耕新 5 年"为主题的首届中国奶粉品牌节暨羊奶粉品牌节；《精耕者》访谈第一季、2024 年，《精耕的力量》等圆满收官。2024 年，我们成功举办以"聚合力，精耕新格局"为主题的第二届中国奶粉品牌节暨羊奶粉品牌节，并计划推出《中国母婴渠道精耕者》一书。

一路走来，我持续关注精耕，践行精耕。我认为，精耕是一种理念，它代表了对事物深入、细致、全面的理解和把握。精耕是一种方法，它注重在实践中不断探索、总结和创新，以找到最适合的方式来实现目标。精耕是一种精神，它体现了对工作的热爱和执着，对目标的坚持与追求。

时值行业既艰难又迷茫的时期，我坚信，唯有精耕，方能破局！时代需要精耕者，行业呼唤精耕者，有精耕才有未来。站在母婴行业的重要拐点，若要在行业更好发展，考验的是大家的综合能力以及潜心精耕的坚持与坚韧，产业端、企业端、品牌端、渠道端、消费者端等各个端口都需要精耕者的合力共赢，运用和发挥更多新质生产力，为消费者提供更加优质、安全、可靠的母婴产品和服务。

婴童智库 & 奶粉智库

大咖说精耕 / 精耕者

目前，在快速变化的市场环境下，精耕已成为行业发展的重要理念，也是企业发展的底层逻辑，基于婴童智库 & 奶粉智库联合精耕者网举办的《母婴精耕者论坛》，开展的人物访谈及专项沟通交流等，笔者整理出 51 位大咖对精耕 / 精耕者的理解，并专门以"大咖说"的形式进行呈现。

1. 中国乳制品工业协会副理事长兼常务副秘书长刘超

精耕应该是我们中国文化的一种传统，任何事情要做好都离不开精耕，一方面是要长期坚持，另一方面是要专注专业。我们的产业链要精耕、品质要精耕、研发要精耕、品牌要精耕，渠道也要精耕。古诗有云，"秋田耕耘足，丰年雨露频"，不精耕就没有很好的收获。可以说，事业源于热爱，成就出自精耕，建议我们乳制品企业和渠道商朋友都努力做好精耕。

2. 北京大学光华管理学院市场营销系教授、博士生导师彭泗清

企业发展有很多模式，真正要赢得市场地位，还是要靠农场模式。因为农场模式是脚踏实地的，要考虑实际效果，而且特别需要长期的付出。精耕有几个关键词，第一，即战略选择，是一个长期主义的战略，是一个脚踏实地的战略。第二，即做事方式，首先是要特别用心，真心实意地来做事情，真心实意地去为消费者服务，为祖国的未来服务。第三，就是要用高新技术、

数字化技术为产业发展赋能。第四，就是先进的管理，不断提升，实现专业特性。

3. 宜品乳业集团董事长牟善波

关于"精"，技术上要精心，管理上要精细，组织方面要精干，效益上要精益。关于"耕"，就是要坚持长期主义，一定要贯彻，一定要专注。宜品奉行"专业人做专业事、自己人做自己事、专心一意做一件事"的理念，精耕理念和宜品的理念完全契合。这个世界上能做的事情其实很多，诱惑也很多，但是大多数人在面对各种诱惑时会迷失方向。如何把这件事情做精做细？关键要耕得足够多，才能变得更精，所以我们要在一个领域里，把这"一口井"，把这件"1 米宽，1000 米深"的事做好，是我们一直倡导的。

4. 孩子王联合创始人兼 CEO 徐伟宏

行多久，方为坚持；思多久，方为远见。

精耕是对长期主义的坚持，是对深度服务的坚守，更是对使命初心的践行。在这个充满挑战与机遇的时代，唯有始终"以用户为中心"创造价值，以情感连接深耕单客经济，以自身优势赋能行业、推动产业、反哺社会，方能体现精耕者的志存高远。

以"不同"致"不卷"，协同生态优质资源，为每一个家庭提供个性满足，让每一份爱都得以精准传递，方能构筑起亲子家庭信任的护城河，实现商业价值和社会价值的共振。

5. 爱婴室董事长兼总裁施琼

精耕者是你应该能够专注一点，能够坚守一点，能够关注一些最重要的事情，而且这个时间维度应该拉得很长，要长期保持这样的状态而不是一个短期行为。在这个过程中，战略上一定是有长期的定力，战术上可能短期需要做很多变革，需要顺应环境的变化做很多调整，所以精耕者也可以理解为是一种长期主义。

6. 中亿孕婴童总经理陈跃

"精"是精益求精，过去的野蛮发展今天已经画上了句号，未来第一要精耕主业，第二要避免盲目投资。精耕本身就是一个艰难的过程，精力分散的话可能两边都做不好，精耕者要从管理上要效益。"耕"，第一个意思是耕地的耕，要"下田"，要到一线，要去巡店，要和店员在一起、和消费者在一起。"耕"，第二个意思是工具，没工具也寸步难行。数字化是工具，产品是工具，专业服务等都是工具，没有工具的精耕可能也没有未来。

在精耕的过程中要掌握"道、法、术、器、势"这五个字的精髓。道，高性价比商品；法，规矩、标准；术，方法；器，数字化工具；势，势能。我相信，中国的母婴行业会越做越好，它不会因为门店的减少而消失，因为刚需性它会永远存在，但是未来的母婴门店会变得越来越专业，越来越科学。

7. 孕婴世界董事长江大兵

精耕就是要抓企业发展的关键，就母婴零售来说，要洞察本质、顺应人性，从产品动销到资源聚合，抓供应链、抓数字化、抓会员服务、抓门店赋能、抓人才体系、抓经营效率，这些都是硬功夫，要用心专注、精耕细作，做不好这些就"搞不定"市场。

8. 小飞象总经理冯红卫

精耕者首先是长期主义，尤其是在今天这样的经济环境下，要保持一种坚定的信念，要能在企业运营管理方面持续地投入，努力发展好这门生意。比如，我们的人才梯度、会员管理、运营体系、数字化等这些方面都需要持续投入时间和精力去改善。其次是专注于企业运营的每一个细节，精耕意味着极致的专注认真。一罐奶粉从供应商到消费者手里大约有 77 个节点，如何在企业的运营过程中控制好每一个节点，改善每一个节点，降低成本，提升利润，甚至提升企业运营的效率？我想这就是"精耕者"需要做的。

9. 爱婴岛总裁叶丞峰

精耕不仅是横向的前进，也是纵向的攀升。认准一个领域，努力向下扎根，才能不断向上增长。精耕同时是一种精神，"心不动于微利之诱，目不眩于五色之惑"，在自己认准的道路上保持战略定力。

10. 登康贝比董事长罗能才

我理解的精耕就是以用户需求为中心，始终坚持提供优质产品和专业服务，专注"人、货、场、客"等关键要素，将人效、坪效、客效、店效做到极致，形成有价值、服务于消费者的门店运营管理模型，充分发挥数字化、品类管理、人的积极性、店的设计与陈列等作用，更好地解决经营效率的问题。在发展的道路上，有喜悦，也会有艰辛，要能坚持，能坚守，不被路上的其他东西所迷惑。

11. 广东绿臣贸易有限公司总经理沈志强

如果想做长期主义，想长期活在这个行业，精耕是前提。没有精耕，别人凭什么信任你，品牌商与零售商凭什么给你机会？选品当然重要，但更重要的是有没有深耕的决心与能力，精耕才是立足的根本。比如三年后的绿臣，如果团队更年轻化，更能接受新事物，同时也能秉承这种做一个有价值的服务商的理念去精耕客户，能被客户认同，我不担心没有好的品牌做。因为没有哪个品牌永远第一，也没有哪个品牌永远都对你好。

12. 妈仔谷董事长彭云辉

现在这个时候更要去精耕，真的要沉下心去做，要花时间，要付出较之前的百倍努力，才可能有结果。要基于用户满意度的要素去精耕，既要有抽象性思维，也要有精细化思维，把需求满足的要素和框架加以罗列，不断地往下深挖，持续做下去，做到高效，做到有结果，做到用户满意、团队满意，合作伙伴也满意。

13. 海南健瑞儿总裁伍苏科

精耕的核心是要坚守长期主义经营策略，如果没有长期主义这样的理念，在面临困难时就可能做一些目光短浅、自毁前程的投机行为。同时，从市场需求角度看，顾客需求一直在变，我们也要跟着变，要与时俱进，不能用老一套的方法去做现在的事情。从产品研究角度看，要在高性价比的产品和综合品类的研究上做文章，这些都是母婴店需要精耕的方面。"精耕者"就是专心和专注的代名词，正如我国前几年一直大力提倡的"工匠精神"，精耕者也必须以工匠精神来精耕细作，在此过程中还要抵制干扰和诱惑，助力行业发展。

14. 海南南国宝宝创始人刘江文

我的理解是任何一个行业都离不开精耕的思想，以专心、专一、专注、聚焦达到专业的目标。企业前期，靠的可能是运气、侥幸、投机，到后期，躺赚的时代是不可能有结果的，靠运气的发展是不可能持续的，专业的选手一定会胜出，未来的竞争是专业化的竞争，唯有精耕才能达到专业的目标和目的。未来母婴行业的利益是微薄的，能享受利益的只有精耕者和专业者，所以必须精耕，并且越来越专业化。

专业化水平之间的比拼，要深入考虑每个领域，最终我们是给消费者提供专业化的服务，满足其各种所需。说到底就是服务两个字，商品服务、售后服务、增值服务等都是服务，一切都是为了服务去做，服务完全可以用我们一生的时间去研究、去钻研。所以，把服务做好，就是我们精耕的方向，方法很多，但要与时俱进并不断创新。

15. 华恩婴贝儿董事长贾俊勇

一个行业一定需要精耕者。刚开始大家为了混口饭吃进入母婴行业，并逐渐赶上行业风口，躺着都能挣钱，而到行业真正出现变局的时候，企业最终是靠效率和对这个行业的初心和坚守得以生存，这都和精耕者有关系。其实这个行业已经做了很多年，今天为什么会这么艰难？我认为是缺少了一大批精耕者。盈利的时候大家都忙着收获，习惯了粗放式管理，没有为下一轮可能遇到的问题播种，当突然出现变局时，90%的人都没有做好准备。

16. 新疆喜阳阳爱婴董事长王伟国

精耕者，首先"精"是精益求精，"耕"指的是一块区域。往往精耕者很清晰自己的目标，看着好像是一块田，实际上其心里面有更大的梦想。所以，我们母婴行业就是在出生率高、收成好的时候，我们要精耕；在出生率低、市场消费降级的时候，我们更需要精耕。你能不能把员工训练得非常专业，商品是不是更有竞争力、更有品牌力、更好销售，会员服务做得够不够细，会员社群的互动多不多，门店活动与消费者活动力度大不大等，这些都是需要精耕细作的。

17. 广西企鹅宝贝创始人戴国金

无精耕，不零售，所有的零售行业都需要精耕细作。母婴行业也是零售行业，所以精耕是必然的，而且需要更好地精耕这个行业，才会有未来。比如"人、货、场"各个方面都应该做好精耕。人，我们应该做好制度化、流程化；货，我们应该做好品类结构化；场，要从门店的结构，如社区店、医院店、商场店等需要有一些陈列标准、门店运营标准等这些板块做好精耕，才有可能把整个母婴行业做得更好。零售无非是把所有的细节做好，细节决定成败。我们从事母婴行业，一直是秉承这个理念去做事，也因此能够在这个行业立足。

18. 湖北可恩宝贝董事长胡胜明

我理解的精耕者：第一，母婴行业经营的品类极度丰富，涉及衣食住行玩等，同时消费人群也在不断变化，消费需求日新月异，因此需要我们不断学习、用心经营；第二，母婴行业不是一个暴利行业，需要我们沉下心来，苦心经营；第三，母婴行业是服务于孕妈、宝妈及宝宝的，关系到千家万户的幸福，关系到国家的未来，需要我们抵御诱惑、良心经营。

19. 贵州自然臣贸易总经理严琳

精耕者是指对一项事业保持着热爱，尊重其规律、专心致志、辛勤付出并创造比普通人更多价值的人。我 20 年来初心未改，总是以"精耕市场如烹小鲜"的理念和手法，面对变化无常的内外环境和矛盾，执着地在方方面面对市场进行精耕运作。当然，精耕是品牌、渠道、连锁系统三方一起同频维护产品市场体系的前提，三方要在此基础上协同合作才能实现各方的长期利益。

20. 优康宝贝总经理王光耀

"精耕"这个词代表了专注、深入和持续的努力。在母婴行业，作为精耕者意味着我们不仅对该行业有深入的了解和认知，而且持续不断地进行精细化运作，以满足母婴群体的具体需求。这包括对母婴市场的敏锐洞察、对消费者心理的深入把握以及对产品和服务的持续优化。对于优康宝贝以及我个人来说，修炼内功的过程就是一个不断探索、进而精耕的过程。

21. 阿拉小优创始人李茂银

任何一个行业都会经历启蒙—发展—成熟—迭代—再迭代等过程。以阿拉小优童萌惠 18 年母婴零售管理的经历来看，战略上对行业要有深刻的洞察力，战术上要有有效的运作能力，面对诱惑要有坚强的战略定力，面对挫折要有坚定的信心、超乎寻常的耐力和生存的技巧，面对变化要不断地自我否定、善于学习、与时俱进，要依靠团队的力量、与同行共生共赢、整合社会资源，共同推动行业持续、健康发展方为精耕者！

22. 江苏江阴乐茵创始人何江

精耕者，字面含义就是精细劳作。在母婴行业里面，我认为精耕就是围绕"人、货、场"这三个重点去精细化运作、精耕细作。"人"是管理，也是最难管理的；"货"，母婴行业的产品很多，要根据不同的消费需求为客户匹配不同的产品；"场"也很重要，要关注消费者对各方面的体验感，从最基础的干净整洁到现在的下沉式体验，这些都是需要围绕消费者做精耕的。

23. 安徽合肥绿叶商贸总经理余长青

20 年前创业之初，我以为，企业文化、价值观是大公司才有的奢侈品，后来逐渐认识到公司成立后，其实就会在员工和客户眼中形成标签，就应该有自己的文化和价值观，并在员工和伙伴中不断宣导、坚持、践行，不因外界环境变化而出现价值观走形或动摇，始终如一地兑现承诺，取得上下游合作伙伴的认可，建立信任并降低经营过程中的博弈成本，在价值观的指引下其实很多抉择变得容易决定。在这个过程中，我们需要不断学习新知，减少公司内部熵增，以紧跟时代市场的变化。长期来看，建立信用并持续学习，持续提升能力为伙伴创造价值，这就是我理解的精耕。

24. 河北王子羊总经理杨会臣

我理解的精耕者，必须站在行业、产业视角关注消费者未被满足的"痛点、痒点、兴奋点"。未被满足的"痛点"是刚需，包含但不限于消费者、渠道商、品牌商以及行业从业者、资源方等。主要"痛点"市场越大，越需要具有实力及行业影响力的组织或者领袖来撬动。"痒点"是待挖掘的需求，属于潜力需求，行业资深组织或者资深从业者精耕多年才能察觉，这是弯道超车的创新赛道，腰部企业崛起的有效路径。"兴奋点"是精品和网红经济，只有小众超预期才能同频共振，才能打造兴奋点从而成为行业热点，才具备低成本高效传播迅速崛起的可能性，是逆袭的有效路径。以上三点我认为是值得尊重的精耕者，勇于承担消费者和行业责任，具备商业价值，从业者在为消费者创造价值的同时完成盈利。

25. 山西谷根谷子孕婴创始人李志恒

精耕者就是能沉下心专心运营好门店，不忘初心，始终能让孕妈、宝妈满意，无论电商如何发展，门店独特优质的服务是不可替代的，总能得到顾客的认可。

26. 甘肃格瑞丽家总经理邵新东

精耕者就是能够在一个细分领域持续不断地学习，并且躬身入局的人，同时也意味着专注于消费者，深入理解和满足消费者的需求，通过提供高质量的产品或服务来赢得用户的认可。

27. 四川昂橙母婴创始人杨亚琼

唯有热爱方能精耕！无论是受疫情影响还是出生率下滑导致的母婴红利消失，抑或是供应链护城河被破、窜货杀价、消费者需求变化等，昂橙母婴都坚持用热爱和改变去应对行业的变化，在最困难的时期从未想过放弃母婴，讨论的永远是如何改变自己，如何在乱局中找到新的方向。始终坚持精耕消费者及渠道需求，坚持精耕团队专业力、自驱力，坚持精耕赋能合作伙伴，和热爱母婴事业的小伙伴一起实现解放新生代宝妈的使命。

28. 四川广元那屋宝贝总经理曾德滨

在母婴行业，我觉得精耕者就是那些精耕细作、用心投入的专业人士。在母婴领域，我们需要对每一个细节都精益求精，从产品的设计到服务的提供，都要确保能够满足妈妈和宝宝的需求。作为精耕者，我们不仅要具备专业的知识和技能，还要有一颗关爱妈妈和宝宝的心，用心为其提供最好的产品和服务。

29. 湖北宜昌孕味妈咪购总经理王春莲

精耕者通过不断学习和实践，力求在其专业领域达到卓越，从而更好地满足市场需求。在母婴行业中，精耕者顺应人性，用心专注，精耕细作，努力提升专业知识、提供更好的产品，提升对消费者的服务，让消费者享受到我们更专业的服务和高性价比的产品。

30. 陕西弘信博康贸易有限公司总经理丁玥

我们母婴行业还没有进入真正的精耕时代，因为精耕首先是在稳定的或者安定的土地上投入心力与汗水，通过深翻细作，使得这块土地产出稳定、回报丰厚。然而目前的母婴行业，在各种艰难和大浪淘沙之下，品牌竞争和行业生存仍然是第一要务。行业内厂家意欲从生产延伸到营销领域，终端客户想上溯做经销渠道，经销商力图联营争夺更广阔区域等，这些反映出的是内心不安、躁动以及区域的不安定，大家都忙着竞争，有多少人会沉下心来精耕细作？目前，我们面临着极大的挑战，市场竞争将会更加激烈，想在这种处境里生存甚至胜出，必须进行精耕。一是认清自己、固本培元。不要盲目扩张，不要盲目延伸，守牢自己的主业，以精益求精的精神雕琢自己的长项，精耕细作，扎好马步，广积粮，筑高墙。二是分工明确、共济协作。亚当·斯密在《国富论》里，开宗明义就讲了分工是增加财富的秘密。厂家、经销商和终端客户要分工明确、同向发力，厂家在产品质量上精耕，经销商在渠道上深耕，终端客户在消费者上广耕，形成市场精耕区，效益虹吸极。三是紧缩成本、形成优势。大的市场环境和行业状况，要求我们必须精耕成本、精耕管理，提高效率，要在市场竞争中发挥优势，立于不败之地！

31. 四川南充乐贝家总经理胡兴明

精耕就是要专业化，要打造核心竞争力。母婴店必须走专业化路线，采购需要专业化，运营需要专业化，服务需要专业化，员工需要专业化。专业化这条路很难甚至痛苦，也缺乏可供借鉴学习的模式，需要自己去探索。但没有专业性更是寸步难行，价值不能体现。比如员工的专业化，就是要做好培训，加强对商品的理解、对用户的理解、对服务的理解，并且用机制保障专业性的提升。

32. 四川眉山奈特天使总经理马晓雷

所谓精耕是指精心、细致的经营管理，即"精细化"，重点在"精"。我们很多人从事母婴线下零售10多年、20多年，只是代表我们多年来长期专注做这件事，并不代表我们做到了"精细化"。生意的本质永远是为客户创造价值，母婴线下零售的核心也一直是"人、货、场"，"人"又是重中之重。这里"人"指的是团队建设和管理，如何通过"精细化管理"来建设和管理团队？我举两个例子，关于员工的仪容仪表的管理，我们会细到员工的头发该如何扎，工装的纽扣该如何扣都要形成标准，表面上我们管理的是员工的仪容仪表，实则我们是要培养员工重视细节管理；再比如我们要求卖场里发现有任何的纸屑和垃圾都必须第一时间随手整理和清洁，表面上管理的是卖场卫生，实则我们要培养员工的行为习惯和细节管理！

今天的母婴行业，市场容量在持续下滑，市场环境也越发严峻，说得直白一点就是这个行业挣钱已不再像过去那么容易，但这个行业一定会永远存在，"精细化的经营管理"做得好，一定会帮助我们在这个行业占据一席之地，与所有母婴人共勉！

33. 贵州六盘水爱心园总经理严金鹏

作为一名在母婴行业精耕 27 年的母婴人，27 年的坚持，让我深知母婴行业责任重大，我们必须始终保有敬畏之心，不断精耕、不断进取、不断提升。在这个过程中，我对自身的产品和服务项目的精耕深有体会。在产品方面，这 27 年来我见证了无数产品的更新迭代，始终将品质视为生命，精心挑选每一个品牌，严格把控每一个环节，每一件产品都承载着我们对宝宝们的关爱与责任，确保我们提供的产品能让家长安心、宝宝舒心。在服务项目方面，27 年来我们不断创新服务内容、技能培养，全方位满足不同家庭的需求。

34. 河南骄宝母婴总经理姚赛玉

从精耕奶粉的角度来看，从基础的奶源、生产、工艺、配方、运营，再到奶粉销售、店员培训、消费者喜好分析等，其中没有任何一项是不需要扎根去研究就能收到成效的，消费者想要得到的价值服务是什么？消费者渴望解决的问题是什么？都要我们去了解、研究、执行、落地，而这才是渠道精耕的开始。

35. 四川绵阳乖宝宝总经理帅立新

我对精耕者的理解是一直专注于母婴行业辛勤工作的人群。我从 2000 年开始从事该行业，至今，见证婴童店从无到有，到全国二三十万家店的兴旺发达，再到现在门店数量的大幅减少，大环境变化太快，适者生存，不适者淘汰，精耕细作、不断学习，才能迎接更大的挑战，希望能为母婴行业健康发展尽微薄之力！

36. 四川达州孕婴计划总经理杜咏

对我而言，"精耕"代表一种长期主义的精神追求和人生态度。而精耕者是指能够坚定自己的所爱，并不断为之努力，以长期主义成就梦想的这群人。在这个过程中，我们会放弃很多，但也会收获很多，前提是必须足够专注、足够坚持，并且足够勤奋。以我自己为例，创业之前我放弃了很多别人认为很好的机遇，创业之时也遇到了很多困难，但我始终坚信母婴行业能够得到发展，始终践行自己的初心并全力以赴。现在来看，我实现了当初的创业梦想，未来也会一直精耕细作、坚持坚守，为母婴行业贡献更多精耕之力！

37. 江西九江爱婴宝总经理吴荣明

母婴店必须以创造价值为核心，而且是创造不可替代的价值，要为消费者创造价值、为品牌创造价值、为员工创造价值，自己才能更有价值。现在门店的商品价值和信息价值在减弱，必须创造新的价值，精耕才更有意义。具体到精耕策略方面，比如，做好独特的门店体验，更优的商品组合，更好的价值链，更专业的店员服务，做好门店经营的每一个细节。

38. 广东佛山亲子坊总经理黎裕章

我理解的精耕是热爱自己的行业和企业，锚定方向，提炼和打造自己的优势，持续优化提升。就像在原来开拓 10000 米长、10 米深的模型上，改为开拓 1000 米长，100 米深甚至 500 米深，直到挖出矿或水，做出成果为止。精耕也可以理解为专注、用心，即把自己的优势发挥到极致。就像近几年我们推出的即时零售一样，不断优化用户服务，让消费者得到更便捷、更即时的购物体验。

39. 江西上饶格鲁比董事长陈志伟

我认为，精耕者是能够经得住诱惑，并能沉淀下来去服务消费者的这群人。他需要足够的耐心，也需要足够专业。同时，对这个行业充满兴趣，而不只是纯粹从生意的维度出发。其实，我们应该把生意看作一项事业，毕竟能够在这个行业里做 20 年、30 年，甚至更长时间的人，可以说付出了整个青春。

从过去到现在，我们做的很多事情其实没有太大变化。比如在初期，我们也做一站式服务、生活馆或者母婴顾问，但这些内容我们如今做得更细、更精、更专，本质是希望能更加细化消费者服务，让老板、员工变得更专业。我们对母婴行业具有持之以恒的决心，并且希望长期精耕于行业，而不是获取短期利益。持之以恒、不忘初心、保持热爱、专业精耕，我认为这就是母婴行业的精耕者。

40. 河南张书奶粉专卖董事长张东尚

作为一个经营奶粉事业近 20 年的管理者，我认为，精耕是对一个行业热爱和坚守的态度，更是一个企业践行长期主义的精神！张书奶粉专卖成立 24 年来，我们只做一件事，那就是"全家奶粉健康事业"，我们始终坚信只有"奶粉专卖"才能更加聚焦精耕！

奶粉是一个大品类，涉及近百个品牌和上千个配方，随着消费观念的转变和升级，我们的服务人群也将覆盖整个生命周期，所以我们将持续精耕"专业"与"服务"两大主题，立志让每个家庭都能享受到专业的全家膳食健康指导！

41. 广西桂林俏娃娃创始人以义莫

所谓精耕，就是真正满足客户当下的深度需求，其中最重要的是：实体门店可以输出什么？当下妈妈真正需要什么？哪些是妈妈需要但是之前我们没有给到，妈妈没有想到的呢？考虑清楚了，就去努力满足。

42.浙江义乌爱因宝总经理白光智

我认为，精耕者是有情怀的长期主义者！他们热爱自己的事业，不断地精进自己，为客户提供更多的价值，看重长期的收益。爱因宝一直践行"以用户为中心，以奋斗者为本"的经营理念，这些年不断地尝试从提供产品和服务到提供解决方案，从一站式购物到线上线下一体化运营的转型，逐步完成企业与优秀的奋斗者共同成长、共同拥有的机制打造，让爱因宝成为一家受人尊重的企业！

43.湖北孝感米可贝贝总经理程峰

我认为的精耕者是指在母婴行业中，专注于特定领域或细分市场，通过深入研究和精细管理，致力于提升产品和服务质量，满足消费者需求，推动行业发展。精耕者应该具备以下特点。

第一，专注专业。在母婴行业的某个细分领域有深入的研究，专注于提升产品质量和服务水平。

第二，有创新与突破。在市场中不断寻求创新，通过研发新产品、改进服务流程或采用新技术来提升行业竞争力。

第三，用户导向。以用户需求为核心，致力于为用户提供满意的服务，注重用户体验和满意度。

第四，精耕细作。在产品和服务的每个环节都追求精细化管理，确保每个细节都能达到高标准。

第五，行业影响力。精耕者在行业内具有一定的影响力，其成功经验和做法可以为其他从业者提供借鉴和参考。

总的来说，我认为的精耕者是那些在行业中不断追求卓越，通过专业、创新和用户导向的实践，推动行业向前发展的人或企业。

44. 四川玛玛可总经理张静

当行业进入存量周期的时候，我们更应该向内求，核心有三点：效率、成本、打造专业有温度的亲情服务体系。提升自身在行业的竞争优势。

效率：优化当前行业商品板块，门店尽可能地精选优品，最大化地提升商品周转效率，在商品的定价策略中尽可能更直观，减少捆绑促销方式，提升消费者的购买决策效率。为无须做消费者引导和教育的商品搭建门店陈列以外的成交场景，把商品做到极致的质价比，实施以销定量的策略，总仓次日配送到店，在满足宝妈育儿需求的同时提升门店的经营坪效。

成本：优化内部组织架构，降低沟通成本和人力成本，提升人效，控制门店无效的经营面积，从多维度优化内部成本，让利于消费者和团队。

打造专业有温度的亲情服务体系：持续提升员工的专业育儿护理技能及营养搭配知识，对品质育儿的宝妈做到：到店，到家，一对一有温度的专业养育服务。

45. 重庆锦地罗贸易总经理雷茂术

我理解的精耕者就是专注专业，核心包括四个方面：一是专注婴童行业，二是选择高品质的品牌；三是专业化、精细化服务零售终端客户；四是满足广大消费者日益增长的各种需求。

46. 江西宝盈商贸总经理冯东

我所理解的母婴行业精耕者，其务必精准地找到自身定位，持续精进达到专注且专业的状态，不断提升自身实力，进而实现厂家、渠道与终端的高度协同一致，共同致力于为消费者提供最优质的服务。

47. 广西亲之贝商贸总经理陈建锋

精耕者就是指精耕细作，不满足于现状，对自己所从事的行业有着无限的热爱的人。他们有一种坚守长期主义的信心和决心，并且在这年复一年的漫长时间中，矢志不渝地坚持精益求精。一路走来，我们一直坚持的是创新学习，提升自身素质，做到专注、专心、专业，深入发掘客户需求，把服务做到极致。

48. 安徽宣城吖吖孕婴总经理郭培斌

精耕者是母婴行业发展到今天的必由之路。母婴零售一开始是野蛮生长，品类粗放，从业者稚嫩，行业高速单点发展。行业发展到今天，一切业态已趋成熟，品类丰富，模式多样。但消费市场发生了本质的变化，出生人口下降，消费场景和消费人群对品类和从业者的需求变得更专业，客户的属性变得更加专业化、网红化，这就需要我们母婴行业的"精耕"变得越来越细，从文化、运营逻辑、经营者属性方面重新定位。所以说，未来可期，精耕必然。

49. 江西贝贝总动员 & 蓝波湾创始人汤辉

我进入这行是在 2011 年，那个时候还是大四学生，至今已有 13 年。何为母婴"精耕者"？精耕者不是在行情好的时候能坚持，而是在行情下行的时候，逢山开路、遇水搭桥。坚持做难而正确的事情，在母婴毛利下行、渠道变窄的时候打造自身护城河，降本增效。行情好的时候，所有的运营和管理问题都会被掩盖；行情不好的时候，精耕团队的执行力和效率才是以不变应万变的真理。

50. 河南郑州豫婴龙商贸总经理吴信杰

精耕，是一个人对行业及目标的追求，更是一种人生态度。母婴行业的精耕者，历经行业十几年的潮起潮落，绝大多数专注于某个板块，在行业上行的时候扩大规模，在行业下行的时候提升内部修为。其从未以外界环境作为借口，而永远在不停地调整姿势和状态，以适应环境的发展。在这种不断的扩张—提升—调整之中，精耕者都历练出了属于自己的核心竞争力，其存在不仅给行业带来新的机会和挑战，更推动了整个行业的发展。

51. 宝贝联盟 & 华氏母婴总经理张东旭

精耕是过程，有长远规划的人才能深度思考精耕、筹备精耕、推动精耕，才能成为精耕者。跟种地一样，整个过程需要认真选种，育种，育肥，养田，耕地，播种等，最后才能有理想的收成。所以，精耕者是务实主义者，有大局观，整合各类资源为所做事业聚焦，会执着于所做事情的关键环节，会持之以恒地打磨和锻造。母婴精耕者，要全身心致力于母婴行业成长及发展，不会被暂时的出生率下降、市场乱象、毛利率等因素影响而改变赛道，而是聚焦核心赛道不断打磨出属于自己的核心竞争力。

精耕者语录 16 条

破局之法，精耕之道

这里，笔者将婴童智库 & 奶粉智库曾创作的一部分对精耕的理解，献给所有坚守母婴行业、为中国母婴事业做出奉献的同人，共勉！

1. 不精耕，无品牌；不精耕，无渠道；不精耕，无用户；不精耕，无未来。

2. 物力、财力、精耕之力，成就产品持久生命力。

3. 顺应时势，始于勤奋，成于精耕。

4. 以精耕实现卓越，以创新实现超越。

5. 时代需要精耕者，未来属于精耕者。

6. 精耕的力量，是时间的复利，是长久的坚持，是专业的进阶，是水滴石穿，是慢就是快，是 1 米宽 1000 米深，是拥抱复杂找到本质，是以时间换空间，是把一件事做到极致。

7. 一针一线，一点一滴，一分一秒，一寸一步，信任与支持，拼搏与坚持，点滴精耕成就梦想，这就是精耕的力量。

8. 与其焦虑，不如精耕！

9. 精耕者，勇立潮头，方能创变破局。

10. 让精耕沉下去，让品牌活下来。

11. 有为者，与时俱进，拥抱风口；聚力者，聚焦专注，持续精耕。

12. 把握机会与增长，精耕向未来！

13. 做难而正确的事，用精耕对抗不确定性。

14. "拿着旧地图，找不到新大陆"，敢于创新思变、勤于精耕细作，或能绝境突围、逆势上扬。

15. 以专业之名，以精耕之力，共赢行业新生态，致敬时代精耕者。

16. 聚力精耕，协同共赢。

CHAPTER 3

第三章
母婴渠道精耕者访谈实录

　　我和团队在 2023 年 9 月开启了《精耕者》访谈栏目第一季，跨越全国数万公里，探访上海、广州、青岛、济南、成都、西安、长沙、东莞、海口、兰州、南宁等十余座城市，拜访多位母婴行业大咖，探寻破局之法、精耕之道。我们看到了中国母婴渠道发展的不同业态，深入了解了母婴渠道的层层细节，积累了大量的交流经验、优秀案例、具体方法，《精耕者》第一季上线后收获了大家的广泛好评。在访谈内容的基础上，我整理了 10 位母婴渠道精耕者的访谈实录，借由他们的经营之道、精耕之思、精耕之行，给行业从业者更多启发和思考，亦希望能聚集更多品牌和渠道的力量，助力中国母婴行业的欣欣向荣。

爱婴室董事长兼总裁施琼

创业是一场没有终点的马拉松

📋 精耕者语录

◎ 最先进的公司一定都是研究消费者。

◎ 如果你稍有松懈，可能就会被别人不是赶超，而是颠覆。

◎ 保持不断地学习，顺应环境做出改变，这才是最重要的。

👤 精耕者简介

施琼 爱婴室董事长兼总裁，27 年母婴精耕者，高瞻远瞩、披荆斩棘，成就母婴零售行业 A 股主板上市公司。爱婴室起步于上海，成立于 1997 年 5 月，是一家经营母婴商品与提供母婴服务的专业连锁集团，为孕前至 6 岁婴幼儿家庭提供全品类母婴用品及相关服务，曾荣获"上海品牌"认证，入选首批"长三角国际品牌创新案例"，2021 年并购贝贝熊。目前，爱婴室已在上海、江苏、浙江、福建、广东、重庆、湖南、湖北、江西、四川等省市开设门店，拥有品牌自营 App 和微信小程序，并在天猫、京东、拼多多等主流电商平台设有官方旗舰店。

在婴童智库＆奶粉智库 2024 年 4 月举办的第二届中国奶粉

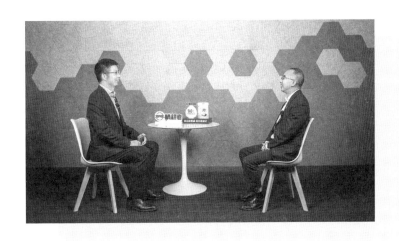

◎ **访谈地点**：中国·上海

▣ **访谈时间**：2023 年 10 月 7 日

品牌节、第二届中国羊奶粉品牌节上，爱婴室获得"中国母婴渠道品牌标杆奖"荣誉奖项。

创业是一条不归路

刘磊：您认为爱婴室是一家什么类型的企业？从您的角度，怎样定义爱婴室，以及爱婴室的核心竞争力是什么？

施琼：我觉得爱婴室是一家学习型的企业，还是一个有理想的企业。对于我们来讲，我觉得核心竞争力最重要的是人才，有一批年轻的人才，并且我们可以不断地、批量地培养和储备年轻人才，这是我们的核心竞争力。

刘磊：在过去 20 多年的创业经历里，您希望用哪三至五个词去形容这段创业历程？

施琼：第一勤奋，第二创新，第三包容，第四分享。

刘磊：如何理解每一个词背后的含义？

施琼：作为一个创业企业，不勤奋肯定不行，而且这个勤奋可能贯穿整个创业过程。尤其是现在这个环境之下，稍有松懈，可能就会被别人不是赶超，而是颠覆；创新，必须要顺应时代发展、客户需求、市场情况，不断在各方面作出创新，才可以保持我们的竞争力；包容，我们每天会遇到很多不同的事情，很多事情都需要试错，比如，能不能接受那些和自己不一样的声音、思想和方法；上海这个城市本身就很包容，这样的环境也让我们变得更包容；分享，因为一个人获得的成绩就只有自己一个人了解，如果把这个成绩分享给 10 个人、100 个人，那也许这 10 个人、100 个人能够和自己共同提高。

刘磊：过去自己有一个向上的、特别高的追求时，在此过程中，您会发现一些人或者事，跟我们预期不是很匹配吗？

施琼：会，尤其是你跟别人交流以后，你会发现别人怎么做得那么好，我们怎么这个也不行，那个也不好，然后就会去反思，可能就会提出很多的要求。整体来说，我是希望自己可以不断进步，正因为看到了自己的不足，看到了自己的缺点、短板，所以更愿意学习、愿意去改正。

刘磊：所以今天能成为一个成功的企业家和上市公司，肯定过去的修炼是非常多的。

施琼：其实我觉得上市也不代表成功，成功有很多种定义，最简单的一种是用时间来定义，可能也需要更长的时间来定义成功。

刘磊：那在爱婴室的马拉松长跑过程中，您认为是做对了哪些关键的事情，使爱婴室发展成为中国母婴零售的头部连锁企业？

施琼：有几次转变，我们公司最早做目录销售，当时在全中国应该都没人尝试过。做目录销售是因为我们当时资金、资源等方面都还没有达到开店的能力，因此我们选了这个最简单的方式，对资金、各方面资源的需求都比较小。但随着时间的推移，电商逐步兴起，我们作出了一个很重要的决定，就是从目录销售转型开实体店。我们当时判断说，实体店有高度的用户体验，很难被线上取代。因此，我们在 2007 年就开始进行转型，那时我们开的母婴店大部分是街边店。

2012 年、2013 年，大量的 Shopping mall 兴起，我们发现，驱动消费者的方向发生了改变。这时我们又作出了一个重要决定，就是基本上停止开设街边店，把更多的专注力放在了 Shopping mall 的店。2018 年，我们开始做自有品牌，发现做传统通路的品牌比较简单，也没有什么壁垒，但我们很难获得核心竞争力。自有品牌对我们的差异化或者本身的生意结构、利润结构有很大的改善和帮助，因此，全身心地将很多的资源投入在自有品牌的建设上，这也是一个长期的工作。

刘磊：在这些关键节点的关键事件之外，爱婴室这 26 年有没有踩过一些坑，或者遇到过一些困难？

施琼：踩了很多坑，每一次的改变都意味着要踩很多坑，因为一些新的工作，肯定对我们来说是不熟悉的、不专业的。比如，我们刚开始开线下店的时候，一个月下来被偷了很多，有内盗，有外盗，各种盗。刚开始开设实体店的时候，由于我们品类不完整，消费者到我们店购物，不是一站式的购物体验，因为有很多品类缺失，导致我们销售的毛利率极低，早期的毛利率只有现在的一半多一点。做自有品牌也是如此，因为对供应链不了解，没有掌握它的特性，对市场不了解，对消费者不了解，总以为自己能干，但往往当你觉得自己能干的时候，意味着你可能会犯错误。

刘磊：就会出现盲目的自我膨胀。

施琼：没错。

刘磊：过去我们发现很多企业都会面临增收不增利的情况，其实我们也看到爱婴室有时营收增长比较好，但利润增长可能要慢一些，在这一过程中您有没有一种失落感或者反差感？

施琼：我觉得还好，可能外部的人简单地看财报，销售增长比较多，利润增长比较少，甚至在 2020 — 2021 年的时候，我们的利润还有下滑。实际上，当时我们做了很多电商的工作。在早期发展的过程中，电商需要比较多的投入，它处在一个培育的过程中，而且电商的利润水平相对低一些，因此，我们看到销售增长比较多，但实际利润增长并不如预期。但我认为，销售增长是一个基础，意味着更多的消费者愿意购买你的产品，意味着你的市场占有率可能更高。第二步要关注的，就是在销售实现较快增长的前提之下，能不能实现更好的利润结构。

刘磊：您曾说过自己是在打群架中成长起来的。面临当前的竞争，您认为过去经营爱婴室的秘诀是什么？

施琼：就是你一直要跟着市场的变化而变化，因为中国的市场多变、巨变，时刻不能松懈。这个过程中可能会遇到特别多的竞争对手，甚至都不知道对手是谁，这时就需要理清楚主要竞争对手是谁。如果把所有的同行都列入竞争对手的话，你就没有办法去确定正确的战略，或者无法聚焦自己的竞争策略。所以我们可能要聚焦于几个特别的竞争对手上面，这时其实良性的竞争也可以促使自己和市场进步与发展。

刘磊：从2018年上市到今天，这个过程中您焦虑过市值没有？

施琼：上市前我还不理解为什么对市值焦虑，忘记市值就好，但真正轮到自己的时候也不是那么简单。刚开始的时候就会很焦虑，然后慢慢发现焦虑并不能解决问题，市值并不会因为焦虑就涨，不焦虑就跌。我认为，做好自己的本职工作，就是对公司负责、对市值负责。当然市值管理也是必要的，但如果时间和精力有限，还不如先把自己基础的业务尽可能做到最好。

我现在就是先不考虑市值，把企业经营好，利润能够对市场、对股民有一个比较好的交代，那我觉得就是对得起大家，也对得起自己。我觉得增长很重要，增长能够解决很多问题。如果一个企业的业绩能在比较有挑战的环境下有所增长，并且是长期保持盈利，那么不管市值是高位还是低位，将来它一定是一个有价值的企业，只不过可能在不同的时间点有不同的评价而已。

刘磊：给施总这份匠心和这种专业精耕的理念与态度点赞！

施琼：以前人家问你为什么可以坚持？我说自己也没有退路，只能坚持，随着事业发展越大，承担的责任也越来越重，要对公司负责、对员工负责、对自己和家人负责，我只能坚持下去。今天我也是如此，只能力所能及地将事情做好。

刘磊：所有的成功都是坚守的结果。那么，在当前的门店经营和发展中，您思考得最多的问题是什么？

施琼：思考的问题就是企业能不能永续发展、永续经营。其实已经不只是永续的问题，而是想两年、三年以后，企业还能不能活下去。还是那句话，中国的商业环境变化太快，中国的消费者变化太快，中国企业的更新频率也太高，我们必须很认真地、小心翼翼地去应对这些变化，做出很多的变革，这才是我们每天都在思考的问题。

刘磊：我们注意到目前爱婴室有些门店已经在实行全新的形象升级，并提出了单店盈利模式。您能介绍一下单店盈利模式是什么？要解决什么问题吗？

施琼：单店盈利模式永远是我们要讨论的一个话题。我们的生意由一个个单店组成，如果每一个单店都不盈利，怎么能指望整体可以盈利呢？你可能很难违背正常商业规则。正常的方式，我的毛利应该是买卖的差价，这是最合理的。如果不是通过卖货赚的毛利，可能不一定是健康的。从单店来看，我们需要关注一些很重要的数据，比如单店的坪效、单店的成本，这个成本包含了房屋租金、人工。过去这个行业欣欣向荣，盛世的时候都比较容易盈利。我曾经和团队说，我们要勇于挑战高租金，高租金就意味着位置好、流量大。可是现在自然流量没有那么大，平均下来就减少一半，人数可能没有变化，可是有效的流量减了一半。

如果还是维持原来那种模式，单店的面积很大，单位租金很高，每个店用很多的员工，在这样的环境之下，单店的收入就减少了，肯定无法获利。如果不能获利，就没有未来。我们在保证业绩的同时，必须通过降低经营面积，调整整个财务模型，同时降低单位租金，避免租金成本依旧维持在一个比较高的水平，经营面积降下来以后，参与经营的人数也会相应减少。

另外，要通过流程再造、制度的改善来降低经营人数，最终获得一个更高效率的商业模型。在一个相对低租金、少员工的情况下，获得相对更高的单位面积收入，这才是我们想要的结果，重塑我们的财务模型。单店盈利模型就应该如此。如果它具有普遍性，就可以推广复制。

团队永远是最重要的

刘磊：您认为当前爱婴室面临的最大挑战是什么？该如何解决？

施琼：最大的挑战，首先我们不能大规模地去复制我们的团队，我们只能在一定范围之内比较多地去复制我们的团队。其次，我们目前的流程、方法过于复杂，需要把流程和方法变得简单，让从业者更容易去经营一个企业，我认为这才是我们现在面临的最大挑战。

刘磊：最近体系化是一个经常被提及的词，您认为什么是母婴店的体系化？它的核心价值是什么？

施琼：我觉得母婴店的体系化就是让工作变得简单，让所有店长的工作变得简单，我们店长的工作非常复杂，这不利于我们培养新的人才。店长要做的事情非常多，我相信，不仅仅是爱婴室，别的母婴店可能都是这样的情况，店长要管理生意，还要管理会员，生意的品类跨度很大，像奶粉、纸尿裤周转率很高，玩具、服装周转率很低，但毛利率又比较高，如何将这两者平衡？店长还要经营会员，经营客户关系等，我们怎么通过体系化发展把店长工作的难度降低，这才是行业发展的核心。

刘磊：其实当前是母婴行业发展的一个重要拐点。您认为，在供应链、人才打造、运营、会员服务以及数字化这五个方面，对于今天的零售而言，它们的重要性排序怎么样？为什么？

施琼：第一位肯定是人才打造，第二位就是供应链，其余的地位相当。

刘磊：为什么会始终将人才打造放在第一位呢？

施琼：我做这一行的时候 30 岁都不到，27 岁、28 岁，现在我 53 岁了，消费者还是 27 岁、28 岁，或者 30 岁，那个时候我很懂我们的消费者，可随着时间的推移，我越来越不懂我们的消费者。因此，需要我们的团队保持年轻，和消费者处于同样的年龄水平，就更能理解消费者的想法，理解消费者和市场的变化。年轻团队并不是说今天安排几个年轻人就可以，这个团队还需要不断输入新鲜血液。因为消费者的需求在变化，所以供应链也要变化，而推动供应链变化的是人，所以我觉得团队永远是最重要的。

通过差异化占领消费者心智

刘磊：现在和未来，爱婴室如何通过商品结构的调整，去解决毛利率提升的问题？

施琼：主要是结构性的改变。比如，我们要提升服装、玩具、营养品这些高毛利产品的占比结构，通过结构的改变来提升整体的毛利率。但从品类来看，比方说奶粉，也要致力于去优化奶粉品牌的毛利结构，把品类的结构和品牌的结构同时进行调整，这才是取胜之道，而不是简单地提升某一个品牌的毛利来解决问题。

刘磊：在打造商品差异化的路上，爱婴室有什么经验可以为大家分享？

施琼：差异化其实可以将重点放在两个方面：首先是做自有品牌，因为自有品牌是通过产品或者品牌的差异化来实现的；其次是我们内部在推行的买手制，很多年都是这样操作。你要勇于去发现市场上一些有闪光点的产品、品类，给予它们一些政策上的扶持，推动它们进步和发展。其实很多电商和零售店也在这么做，只不过大家执行力度和决心有所不同，但整体来说肯定要去扶植一些有成长潜力的品牌和品类。

刘磊：整个母婴零售行业这几年发生了很多变化。对于母婴店而言，尤其是对有规模的零售店而言，越来越意识到自有商品的重要性。这些年爱婴室的自有商品实践也是非常成功的。在这个维度上您怎么去看待自有商品的重要性，以及在自有商品的打造上有哪些经验可以给大家分享？

施琼：自有品牌，首先是要想清楚自己要做什么，在这个过程中，我们也走了很多弯路，商品选择举棋不定，思路也不清楚，可随着时间的推移，我们现在也寻找到了一些比较清晰的思路，最重要的一点是通过差异化来占领消费者的心智。

其次，自有品牌可以成为改善我们销售和利润结构的一个利器，这两个是我们最重要的目的。要占领消费者的心智不是一件简单的事，我们要研究消费者，因为其确实有很多变化，每个渠道对消费者变化的判断是不同的，没有一个标准的答案。很多公司都在研究消费者，我认为最先进的公司一定都是研究消费者。对我们来说，有一些得天独厚的优势，就是每天在接触消费者。

可是爱婴室每天接触消费者，并不代表我个人每天可以接触，实际上我本人接触消费者的机会很少，我们要依赖整个团队，系统化研究消费者。那么，我们研究消费者的方式，第一个就是通过很多数据反映一些真相，我们每天有大量的消费数据；第二个就是我们通过各种方式、渠道获得很多的信息来组合，对消费者做出一个判断。我们的团队比较年轻，其自身有一些认知或者体验，使得其对消费者需求的认知得以完善。

那么，将这几个方面进行组合，我们就要对消费者作出一些判断，这个判断需要更超前，因为消费者在不断变化，如果只是研究现在的消费者，看不到未来，那么可能永远是落后一步。通过研究未来的消费者，哪怕只能提前 3 个月、6 个月、12 个月，我觉得都有价值。我们在这个过程中还是面临很多挑战，也试过很多错。好处是当我们通过自己的渠道销售产品相较于外部会更容易，效率会比较高，试错的成本会低一些。比如，我们现在棉品大概 70% 都是自有品牌。

刘磊：食品方面的自有品牌呢？

施琼：食品方面的自有品牌，我们是从爆品开始做起，我们的逻辑是先做爆品，然后再完善品类。比方说，我们做 DHA 的产品，我们 DHA 产品的矩阵比较完整，从最初的胶囊款到后面的爆珠款，因为胶囊款比较适合大龄的小朋友，爆珠款比较适合小龄的小朋友，所以食品我们都是从点到面来操作。

刘磊：感觉您对自有商品这一块的兴趣度或者说参与度非常高而且专业，您是直接在管这个项目吗？

施琼：是的，食品项目是我自己管理，也是我的兴趣所在，因为我学的是食品专业，天生有亲近感。再就是这个品类确实现在处于一个快速变革更迭的成长状态，需要市场和更多好的产品。很多产品看似普通，实际在互联网上反响非常好，还有很多产品在跨境渠道表现很好，这个以前并不是我们不能做，而是之前没有关注，因为消费者确实发生了很多变化。

刘磊：所以可以理解为自有商品应该是公司负责人的工程或者一把手工程。

施琼：早期应该是如此，所谓"一把手工程"无非是提高大家的关注度，能够快速、有效率、有执行力地推动业绩。长期计划我希望能够打造成一个好的产品矩阵，可以影响消费者。我们的推动在销售渠道上不仅仅依赖于爱婴室线下的实体门店，还通过线上包括京东、天猫、拼多多等自营的线上店铺来销售自有品牌产品，让消费者唾手可得，真正地像一个品牌商那样去营销，还通过一些数字化的工具触达消费者，包括在小红书、抖音做推广。我们想告诉消费者的是，这不仅是一个自有品牌，我们更想以品牌的方式影响消费者。

刘磊：就是自己要有这种品牌的运营能力。目前，奶粉在很多母婴店占比超过 50% 甚至 60%，但毛利率却越来越低，您怎么看待这个品类？

施琼：如果渠道商在这个过程中所发挥的作用越来越小，那只能接受这样的结果。作为一个渠道商，如果没有尽可能多地做出努力影响消费者，而是主要靠品牌商来推动销售，渠道只能获得微薄的利润；只有渠道在整个销售过程中扮演越来越重要的角色，才有资格去分享更多的利润。作为经营者，我们要找到这样的机会、找到品类的机会、找到品牌的机会，努力去和品牌商做更深度的绑定。

刘磊：现在很多门店出现一个问题，就是运营的综合毛利率，其实成本是高于奶粉毛利率的，也就意味着奶粉这个品类好像是负毛利在运营，您怎么看待？

施琼：简单地去看毛利率并不公平，周转率也是一个重要的因素，因为奶粉的周转率很高。奶粉的周转可以提升整个门店的坪效，坪效提高，收益自然就会增长。

刘磊：您认为目前在整个母婴渠道，还有哪些品类是比较有商业机会的？

施琼：我自己觉得营养辅食、玩具、服装以及用品，这些品类都很有机会，因为这些品类是消费者很需要的产品。而这些品类的品牌集中度不高，这有利于小品牌和渠道的创新，在这一过程中伴随着很多机会，看大家能不能跟品牌商探讨，一起把握住机会。

刘磊：目前除了商品结构之外，爱婴室还有哪些举措能让消费者获得更好的消费体验？

施琼：一方面，我们致力于为消费者改善商品结构，希望通过新品引入，让消费者用较低的价格就可以买到好的产品。现在的消费者消费更加理性，我们需要用更好的产品、更合理的价格，去影响我们的消费者。另外在影响方式上，我觉得数字化是一个对消费者产生影响的高效率的手段。

刘磊：有哪些举措是会员服务做得比较好的？

施琼：数字化大家都在做，方法也是大同小异，但有些比较重要的方面，比如客户的售后服务。我们经常会收到一些投诉，第一个是消费者直接打我们的热线来抱怨或者投诉；第二个是通过我们自有的线上渠道来投诉；第三个就是通过第三方平台，包括大众点评、美团、其他一些O2O平台，都可能会有一些抱怨。我们的客户团队每周都会收集这些信息，并以邮件抄送给我，我们的投诉分为好评、中评、差评，通常我只看差评。我们会持续地跟踪每一个投诉处理的过程和结果，如果发现处理方式不够妥当，我会马上介入。

刘磊：就是一个很小的事情，您可能要去关注到？

施琼：是的，对于我们来说，能够为消费者做的事情就是把每一个消费者的服务尽可能做到完美。我们始终认为，会投诉的消费者是好的消费者，因为投诉是希望我们改善，还留给我们改善的机会。如果消费者不投诉，我们就不会知道发生过问题，消费者就会彻底流失。如果处理妥当，让消费者满意，可能帮你去传递一个良好的口碑，不过我们的本意并非如此，一个投诉就是一个问题，解决这些问题是我们的责任和义务，是我们长期坚持的事情。做售后服务这件事是刻在我们骨子里面的，我们必须通过好的方式快速响应，让消费者的投诉得到解决，关键在于两点：一是速度；二是态度。这两个方面解决了，大部分的问题就都解决了。

刘磊：这件事您坚持多久了？

施琼：26 年我都是如此，从来没有放弃。

刘磊：您认为，在未来的市场竞争中，品牌商和渠道商如何去做好效率协同，使得效率提升，避免一些资源的浪费？

施琼：换位思考很重要。渠道商需要站在品牌商的角度去考虑问题，不能仅仅是索取，而品牌商应该给予渠道商符合销量的利润回报，这样生意才会长久。品牌商要致力于开发好的产品，努力维护市场价格秩序，渠道商也要遵守游戏规则，帮助品牌商推动产品的销售，大家一起努力。

刘磊：正如您刚才说的，渠道商贡献越大，可能就会收获越多？

施琼：对。

保持不断学习，顺应环境做出改变

刘磊：母婴行业这几年其实发展得很快，如果过去叫超级繁华，那么今天我们面临的是严峻内卷，在这样一个状态之下，您有没有落差感？怎么去看待这一情况？

施琼： 肯定有落差感。以前有人形容中国母婴的黄金 10 年像是"大唐盛世"一般的繁荣。但是短短几年时间，我们的出生率几乎腰斩，从业者也在相互倾轧。处于上升通道的时候，所有人都是发热的；走下降通道的时候，尤其快速下降的时候，在这一过程中大家确实会很焦虑。如果是 50 年之内出生率逐步下降，大家感受不到，企业可以慢慢调整，可是实际情况是突然失速，5 年之内跌了一半，这个感受就像心脏收缩。

刘磊： 经历过行业的超级繁华，现在面临行业的严重内卷，您如何应对？

施琼： 首先调整好心态很重要。心态往往可以影响我们的结果、我们的决策，还会影响我们最后的执行力。有一个好的应对策略，将来就可能会变成赢家，但前提是熬过现在这段艰难的时间。

以前那种繁华已经过去，我们现在要做的就是踏踏实实把基础工作做好，以前只要开店都能盈利，现在就算很辛苦，也未必能赚钱，但是现在所做的事情对将来肯定是有帮助的。现在这个时间点才是真正考验大家的时候。我相信总有人会坚持下去，也可能有人会坚持不下去，坚持下去的人一定可以活得更好。中国市场很大，尽管我们的出生率跌了一半，可是我们还有八九百万的新生儿，放眼全世界也没几个国家超过我们，在这样的环境下，只要我们调整好心态，那还是一个有潜力的大市场。

刘磊： 您能否畅想一下未来爱婴室的发展？在这个过程中，爱婴室又会有哪些模式的变化？

施琼： 我觉得保持不断学习，顺应环境做出改变，这才是最重要的。具体来说，就是我们未来很重要的自有品牌策略，也是最核心的业务组成。当然，并不是说爱婴室的店最后都变成自有品牌的店，而是我们希望能够把自有品牌和外部的通路品牌做一个有机的完美组合。这个组合从产品结构的丰富程度到价格水平能够最大限度地让消费者满意，这才是我们追求的目标。

熬得住、守得住才最重要

刘磊: 未来的 3~5 年,您认为中国的母婴零售会发生何种变化? 中小门店该如何生存下去?

施琼: 我不能预见未来,因为中国的市场变化太快。只能说未来一两年对我们绝大部分或所有母婴从业者来说,可能是更困难的时间,因为出生率在最近一两年才会到达最低谷。从高往下走的时候是最难的,这个时候怎么能够守得住,同时能够有所创新,或者说还有所进步,我觉得这才是最具挑战性的。不管是大连锁还是小门店,首先要立于不败之地,不要想着进攻,先防守,所谓防守就是降本增效。到未来市场回暖、发展的时候,它的作用可能才会显现。现在的防守策略,将来可能会变成一个进攻手段,所以在这个时间点上,大家能够熬得住、守得住才是最重要的。

刘磊: 做好自己的内功,然后降本增效做到一定成效。那好的时候会是什么时候?

施琼: 市场回暖的时候,成长的时候,往上走的时候,我不能判断出生率是否会大幅度增长,但出生率可能会保持在相对合理的水平。就像飞机一样,从一万米的高空降到五千米高空的时候,所有人都受不了。可它在五千米高空一直飞行的时候,平稳了、习惯了,大家就没事了。那么到了比较低的出生率的时候,不管渠道也好,品牌也好,能够坚持、能够做出改变的企业,依然可以有生命力。这个时候可能对大家来说,日子会相对好过一点。其实有时并不在于这个市场有多大,而是玩家有多少。

刘磊: 随着品牌和渠道集中化,您觉得未来省级代理商或地级代理商有没有存在的必要? 其该怎么做才会活得更好一些?

施琼: 确实很多代理商的日子越来越难过,但在某种状态下,我们一直感叹说好的代理商怎么越来越少? 从这个角度看,其实我们还是需要代理商的,因为其能够帮助很多渠道去组合产品。如果只是拿一个大品牌,也不付诸行动，我觉得这样的代理商未来一定会被淘汰掉。但是如果你对上能理解品牌商，对下能理解渠道，能够帮助大家做组合，能够推动业绩，真正理解消费者，这样的代理商未来有很大的生存空间。它可能变成我们很大的供应商，我们愿意把很多的业务交给他。比方说，中国的玩具太多了，可是我们跑不过来，需要有好的代理商帮助我们去找到这些产品并组一盘货在我们的渠道销售。因为玩具基本是小供应商，需要这样的代理商帮助其一起来完成这件事，这时代理商可以发挥自身的价值。

刘磊：这是玩具类别的代理商，那么其他类别呢？比如奶粉、营养品。

施琼：比如奶粉，我觉得代理商关键是能够推动行业发展，品牌商和零售商之间有很多财务政策，代理商有时就比较灵活，会扮演一个润滑剂的角色，能够把上游的政策和下游的渠道对接，我觉得这也是他们的价值。

刘磊：我记得 2016 年 7 月，在一次行业会议上，您当时给在座的一些老板提了一些建议，认为在母婴行业赚快钱的时代已经一去不复返，接下来各位老板需要更勤奋。您当时给大家送了三句话：第一句是少听课多实践；第二句话是看清方向，先投资后回报；第三句话是读懂消费者的需求，追求其本质，然后不要被外界所干扰。这三句话今天来看我认为非常有启迪性，您怎么有那么强的预见性，如何看待这样的一个问题？

施琼：其实我没有预见性，只是当时看到 10 个老板中有 9 个在上学，还有 1 个在上学的路上，如果大家都是这样学习的话，未必是一件正确的事。咱们这个行业其实还是一个比较普通的行业，是需要我们花更多时间和更多努力的，而不是一定要去读一个 EMBA。当然我也不反对，只是需要把实践和理论结合好。很多 EMBA 的价值其实体现在社交上面，我们可能需要把更多的时间花在企业上面，去对团队、制度以及企业流程等各方面进行再造，因为你的企业落后了，即便是出生率好也跟你无关，更何况现在出生率下滑，生意难做。

那时，我也看到很多人，因为赚了钱，就愿意去做投资。其实投资非常具有挑战性，尤其是跨行业投资，这七八年有很多人投资失败了，其实也是那个时候因浮躁造成的。总是有这样的一个过程，只是说可能我这个人比较谨小慎微，相对来说比较稳重一些。

刘磊：能够实实在在地一路长期走过来是最不容易的事情。

访谈总结

2016 年听施总的大会分享，我感受到其睿智的思想，此后多次与施总沟通交流，深受启发。在我们 2023 年 4 月举办的首届中国奶粉品牌节暨羊奶粉品牌节上，我与施总对话《母婴零售新增长：品牌化、数字化与奶粉精耕》，他对母婴店的品牌化和数字化做了专业分享，并谈到了不能只看奶粉的毛利，还要看奶粉的效率。此后，在 2023 年 10 月的《精耕者》访谈第一季中，我们更加深入地进行了交流。他的观点深刻，深入浅出，相关访谈视频也很受关注。

作为国内最大的母婴产品销售服务机构之一，爱婴室在母婴行业具有举足轻重的地位，尤其是在华东地区有极强的品牌效应和消费者认知。而爱婴室的成功源于创始人施琼在母婴行业 26 年兢兢业业的沉淀和积累，以前瞻性战略赢得市场主动，以精耕务实牢筑企业根基，以长期主义实现稳健发展，双品牌运作，跨区域扩张。

聚焦经营本身，施总在门店体系化管理、人才选育用留、自有商品打造、消费者研究、单店盈利模型、行业趋势洞察等方面具有扎实的理论基础和丰富的实战经验，能够在门店经营的心法、活法、干法等方面给门店掌舵者诸多实质性的思想启迪和经验赋能。

　　"最先进的公司一定都是研究消费者"，施总以消费者为中心的初心令人动容。而他在消费者投诉处理上的坚守，令人钦佩。他尤其重视人才体系打造，以期更好地理解消费者、服务消费者。每个人的成功都不是偶然的，施总的高瞻远瞩、用户情怀、强大心性等多方面的企业家精神都是助推爱婴室不断穿越行业发展周期的原动力！启迪创新思想、传播精耕理念、激励开拓精神，我想这是施总在《精耕者》访谈第一季中带给我们的榜样力量，这也将指引母婴人在未来的行业浪潮中专业精耕、笃行不怠。

中亿孕婴童总经理陈跃

开门做生意，商品最重要

📋 **精耕者语录**

◎ 性价比不是便宜，性价比的"性"就是性能，"性"在前，"价"在后。

◎ 过去很多人错把风口当能力，错把趋势当能力。

◎ 成功了我们叫踩点，做错了叫踩坑。

👥 **精耕者简介**

　　陈跃　中亿孕婴童总经理，白手起家，敢闯敢拼，23 年砥砺奋进，在行业发展的关键节点，用自己的商业直觉和敏锐度，把握发展关键，成就了今天的中亿孕婴童，成为母婴渠道的精耕者！中亿孕婴童起步于四川，成立于 2001 年，是中国知名的母婴连锁品牌。截至目前，中亿孕婴童门店现已覆盖四川、重庆、陕西、甘肃、西藏、青海、宁夏、湖南、贵州等多个重要省市及自治区。

　　在婴童智库＆奶粉智库 2024 年 4 月举办的第二届中国奶粉品牌节、第二届中国羊奶粉品牌节上，中亿孕婴童获得"中国母婴渠道品牌标杆奖"荣誉奖项。

做企业就是九败一胜，九死一生

刘磊： 过去的 20 多年，您白手起家、敢闯敢拼，在关键的时间节点用自己独特的商业直觉和敏锐度，创造了今天的中亿事业。从创始人的角度，您怎么介绍中亿？

陈跃： 我认为中亿孕婴童是为中国亿万妈咪宝贝服务、提供非商业服务的一家母婴连锁机构。今天我们也在思考，中亿到底应该如何去定义？中亿即专业，专业是中亿的第一个关键词。

刘磊： 中亿的核心竞争力是什么？

陈跃： 对于消费者来讲，我们是热情专业、真诚负责；对于我们的供应商、加盟商而言，我们是互信共赢、同创未来。

刘磊： 回顾过去的风云历程，如果用 3~5 个词来概括，您觉得如何形容这一段创业历程？

陈跃： 因为我创业初期只有 10 平方米的商铺，就这样一步一步走来，今天翻开笔记本，里面全部写的是艰难。早期不仅是我，包括我们加盟商，在创业过程当中，为了节约资金，晚上就睡在门市里面。没有钱，要东拼西凑，也由于钱少，要亲自到批发市场去进货。所以那个时候几乎都是起早贪黑，不分白天黑夜，不分节假日，那个时候相当艰难。这种艰难今天来看，其实是快乐，因为是奋斗的历程，所以感觉挺好。

第二个关键词叫坚持。其实在过去 20 年当中也遇到了很多的困难、很多的压力。当你想到要后退的时候，你就想一想，你退回去干什么呢？你退回去未来还有没有希望？那咬咬牙坚持，就这样不断地坚持，就坚持了 23 年。

第三个，中亿的精神是永争第一。不管是当时在我的老家广元，然后初到成都，还是一步一步做到整个四川，做到重庆，做到陕西或者做到甘青宁，到今天做到湖南，做到贵州，包括未来还要做到更大。那么，永争第一是我们过去奋斗的一个很重要的关键词，只有这种精神才让我们不怕困难、不怕

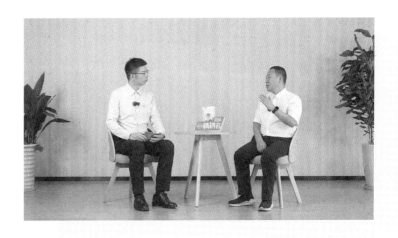

压力。

刘磊：就是内心有一种永不服输的精神，或者说是一种永远向上的信仰。

陈跃：对，要做就做第一！

刘磊：从 2001 年广元开店，到 2004 年开放加盟，2006 年搬进成都，再到 2012 年打造团队，今天来看，一定是因为一些很好的战略举措保障了中亿这么多年的快速发展，我想它是不是属于一种商业直觉或者商业敏锐，您怎么看待这样一个可能非常神奇又非常有意思的关键词？

陈跃：这件事，究竟有没有商业直觉，我也说不清楚。2006 年我来成都，是因为当时广元物流不通畅，我就决定要来成都。其实踩点也谈不上，就是因为这一个朴素的理由。2012 年我要组建团队，是因为资本市场有一些瑕疵，那个时候我就拒绝了资本。我说我们必须要创建自己的团队，那个时候我们就说要做百年企业，可是做百年企业没有人才怎么行呢？我们作为创始人没有退路，在这个方面，你说有没有直觉，有没有判断，那肯定想过未来，我想做百年企业、做大企业，就要到成都去，我不能就在广元这个地方。很多时候它有因果关系，商业敏锐有没有？创始人感性的东西肯定比理性多一点。如果你都分析完了，基本上来说结果是无法实施。所以创始人就会说，只要有 50% 的胜算就行动。

刘磊：有赌的成分？

陈跃：要说赌，肯定有！因为做企业就是九败一胜，九死一生，无法言明。但是有一点可以肯定，是有过这么一个想法，只要有些胜算，就可以行动。

刘磊：那在过去的发展过程中您有没有踩过坑？有哪些是记忆比较深刻的坑？

陈跃：成功了我们叫踩点，做错了叫踩坑。踩坑这件事情肯定有，比如说我们过去在早期，对商品管理肯定不完善，进了一些商品，销售量并不高。除此之外，我们在合作过程中，和供应商产生矛盾，这都算是生意中的一些小事，还不算坑。真正说去踩坑，是在过去的这 20 年当中，其实我还是不断有一些小投资，比如说在供应链上投点资，这里投点资，那里投点资，从今天来看，这些投资很多失败了。对自己不熟知的领域，你去投资几乎都是失败，因为你无法预测未来，所以对这个记忆比较深刻。

刘磊：您认为主业是没有踩过更大的坑，但是这些坑主要来自主业以外的、多元化的一些投资，所以您的感受是聚焦主业？

陈跃：对，聚焦主业！

刘磊：截至目前，放眼中国乃至全球，有哪些零售企业或者哪一家企业，对您零售经营的启发最大？

陈跃：其实早年，我在广元的时候，就读过一本书，它主要是描写沃尔玛的一个成长经历，这本书对我触动很大。那个时候我刚进入零售行业，我就知道山姆·沃尔顿最开始的店名为"一毛商店"，后来开了沃尔玛，就一步一步走到今天，相当了不起的一家企业。这家企业、这个人为什么对我启发很大呢？因为这个人其实创业的时候资金也不足，在资金不足的过程中也是一个店一个店开出来的，后面并没有说有很大的资本。他在创业过程中也遇到过一些瓶颈，比如说他在开了一些店后资金不足，要到银行去借贷，他从这个困难当中又一步一步走过来。他做得最好的、最大的一件事情，就是今天我们母婴行业每个人都要去思考的事，即巡店。他几乎每个月都去巡店。当他的店开到全世界的时候，就坐飞机巡店。巡店过程和店长去沟通和交流，和消费者进行沟通和交流，分析数据，你看这还是一个精耕的概念，沃尔顿在去世前的半个月，还跟他们一个小镇上的店长在一起看数据。

刘磊：这样一个大企业家到镇上去？

陈跃：对，那个时候沃尔玛已经有很大规模了，他还是到店里去看数据。零售行业本身利润比纸还薄，作为创始人时刻不能松懈。因为在这个过程中，客观来讲，沃尔顿也曾遇到用职业经理人失败的经历，最后还是由自己来掌控。然后还有很多零售企业，比如一些国外企业对我的影响也很大，特别是近几年，Costco 对我的影响最大。第一，它们的产品结构比较科学。第二，它们的买手能力很强，能够买到高性价比的商品，卖给消费者，提供服务。还有像堂吉诃德的安田隆夫，对我的影响也很大。所以创始人不管生意做得大还是小，从 0 到 1 这个过程至关重要，当我们想到从 0 到 1 创业这么困难的时候，我们都能挺过来。从 1 到 100 当中发生的所有问题，其实你重新思考，就不足挂齿了。

刘磊：也就是从 0 到 1 的过程您解决了一个生死存亡的基本盘，明确了自己的创业理念和想法。从 1 到 10 或者 100 这个过程，就是一次升级，回归基本逻辑的一个过程？

陈跃：对。

性价比是零售行业最核心的优势

刘磊：在门店经营过程中，如果从商品、数字化、会员服务、运营能力和人才打造这五个维度来讲，您认为最重要的排序应该是什么？为什么？

陈跃：中亿孕婴童今天（截至 2023 年第三季度）已经有接近 2000 家店

的规模，未来还要扩大规模。开门做生意，商品最重要，必须把商品排在第一位。第二是人才，如果没有人才，这个商品搞不好。第三是运营，运营能力就是要建立运营标准。我们想一想，在过去的三年内倒下去的那些连锁或者即将倒下的连锁，都是在运营上出问题了，有很多漏洞、坑，这些问题都产生了。然后再说会员和数字化。数字化是工具，用工具把它们串联起来。这就是商品第一，人才第二，运营第三，会员第四，数字化第五，把它们串联起来，这就形成了一个闭环。归根结底是要把商品做好，有供应链的优势。总体成本领先优势，必须要放在第一位。

刘磊：就是聚焦商品？

陈跃：对，聚焦商品。

刘磊：关于门店的经营和发展，您最近在思考什么类型的问题？

陈跃：由于这个行业发生了很大的变化，婴儿出生率降低，消费下降。在这个情况下，我们想的是产品结构，因为开门做生意，商品是首先需要考虑的。为了未来中亿孕婴能更好地存活，我们提出了"战红海、找蓝海"的策略。

刘磊：中亿的蓝海策略是什么？究竟要解决什么问题？

陈跃：中亿的蓝海策略是我们今年（2023年）7月提的，是基于今天市场的经营环境发生了变化。对我们来讲，危机危机，危中有机。蓝海策略是我们进攻最好的防守。那蓝海策略包括哪些呢？

第一个是商品的蓝海。商品的蓝海很重要，奶粉是红海，奶粉之外就是蓝海，红海产品利润下降。蓝海产品我们做得不够好，这是一个广阔的空间，需求在，但是没有在你这里买。

因此，商品的蓝海包括营养保健品，因为疫情过后，很多消费者越来越爱自己。除了婴幼儿之外，我们母婴店还有一些精品、爆品，全家化产品也可以销售。用品过去大部分在互联网上买，纸尿裤、服装也在线上买，今天来看，这也是一种增长曲线。和互联网最大的区别就是在门店有体验，这些产品可以销售。

第二个就是专业的蓝海。中亿即专业，这是我们的定位。未来可能很多母婴店不复存在，或者说很多母婴产品也在超市销售的时候，专业就能发挥作用。

第三个是模式的蓝海。过去我开直营店、开加盟店或者商贸公司，而今天提出的模式蓝海是特许加盟。特许加盟必须要坚定地走下去，必须规模化、标准化、数字化，结合起来才能走得更远。蓝海策略对我们的益处那毫无疑问，会让门店不管何时何地无差异地为消费者服务。蓝海策略对母婴店来讲，是最重要的策略之一，在赋能过程中再让其进行实战，来解决"战红海、找蓝海"落地的问题。

刘磊：您为什么对物优价美的"性价比"如此情有独钟？

陈跃：我受沃尔玛创始人——山姆·沃尔顿的影响很大，我看过 Costco，也看过优衣库，堂吉诃德的传记我也读过。开门做生意，就是要去做消费者满意的产品，价格还很优惠。2014 年，当我提出商品力这一概念的时候，就提出了质量好、价格优、功效明显、包装精美。做零售，我们向上看，把东西做好，向下为消费者做好服务。性价比是零售行业最核心的优势。

刘磊：所以性价比也会成为您自有商品的一个很核心的优势。

陈跃：过去很多人谈性价比，性价比是不是便宜？性价比不是便宜，性价比"性"就是性能的含义，"性"在前，"价"在后。我们提出了高端商品中端价，中端商品低端价，杜绝低质低价，就是这个道理。我不会为了一味追求性价比去降质降价，这并不可行，所以我们在这方面要体现专业，体现我们为消费者服务的精神。

刘磊：它会不会陷入一个怪圈？当我们追求性价比的时候，我们顾客的感知好像就是档次低，是一个低档次，从而形成一个相对恶性的循环？

陈跃：不会！我看过一篇文章，中国为什么很难产生世界级的零售企业？中国很多零售企业是什么情况？是向下，怎么向下？品牌商、厂家、渠道商一起商量，做促销、做营销，然后为消费者制造一些营销的内容。国外的先进零售企业是如何做的呢？向上，去优化供应链，把做得好的东西的价格降低，让产品自己说话，这就是中国零售企业和国外零售企业一个很大的区别。零售性价比不会陷入这个怪圈。低层次的竞争，就是价格的竞争。比如同样一个产品，这个价格已经进入了红海阶段，那么我肯定要对产品进行升级、价值创新。总体成本领先优势，是大企业必须要做的事。价值创新也是我们需要做的，不是为了追求低价，而是提倡性价比，去做创新，创新会让溢价更高一点。

刘磊：所以性价比是在不断创新中去进行商品迭代，去做出更加满足市场需要，同时性价比也会更高的商品？

陈跃：对！人无我有，人有我多，人多我精，就是这个逻辑。

刘磊：您认为从创业到现在，"性价比"发生了什么变化？还将发生什么变化？

陈跃：做自有产品这条路相当艰难。在早期做自有产品的过程中，可能是我们认为哪个产品销量好，就去做这个产品；认为哪一家工厂成本最低，就找哪一家去做。其实这两方面都容易出问题。一方面是产品结构，我必须从产品结构角度看需不需要做这个自有产品，它是不是精品，是不是爆品。这个时候要做轻结构。

另一方面，我们早期可能进入价格误区，没有找到新的正确的道路，开始一味地追求低价，也出现过品质上的问题。但今天来讲，我们要找全中国最好的工厂，有研发能力的工厂，和我们一起做这个事情。未来，除了做自有产品，我们还可以和大品牌做一些联名款。过去谈性价比，大家可能认为是便宜，今天的质价比把质量放在前面，这也是一个进步。未来在做自有产品的过程中，更加考验团队的专业性，这也符合《精耕者》访谈的主题——精耕，精耕商品，精耕产品结构。

做自有商品，是一件难而正确的事

刘磊：您过去讲过，好的商品才有好的未来，在 2014 年就启动了商品力的革命，您当时为什么会这样思考以及行动？

陈跃：当时我在成都开始开店，开直营店也开加盟店，当时我们遇到一些问题，市场竞争很激烈，怎么去获得竞争优势？从今天来看的话，这个行业是互相竞争，促进发展。所以我走了很多地方，中国的母婴行业有没有未来？中国的零售有没有未来？我在 2013 年就走了很多国家和地区，美国、欧洲、印度、日本、中国台湾、新西兰、澳大利亚，都去看，看别人的商场。我所到之处，我看到商场生意都很好，也感受到消费者购买产品的热情。首先，你必须要做自有产品，不做自有产品的话，没有未来，你无法去竞争。

一次，我到重庆巡店，有一个妈妈带着小孩到门店买东西。我问给宝宝吃过 DHA 没有？她说吃过。我说现在 3 岁还要吃。她说现在没有钱，吃不起。这句话对我的触动很大。中亿的使命是妈咪的微笑，宝宝的健康，这个事情很崇高。但是如果我们卖的东西很贵，消费者会无力承担高昂的售价。所以，你哪里还有生意？这一点与我们的使命实际上是有冲突的。所以我就一直说一定要有自有产品，一定要把高新精的商品售卖给我们的消费者。其实这就是初心，对我来讲。今天回头来看，虽然说比较难，但肯定是正确的事。

刘磊：向您的这份初心致敬。最近我们也关注到，中亿正在把品牌的大单升级为品类的大单，为什么会有这样的想法？

陈跃：过去，我们很多母婴店简单、粗暴、野蛮，希望通过做大单迅速把货卖出去。做大单的过程中出现了几个问题，很多母婴店的管理跟不上，造成后面出现了很多漏洞，管理起来很不方便，有些已经亏损，这是一件真实发生的事情。

今天消费者信息很透明，一件代发，价格很低，还有很多窜货，价格也很低。今天很多渠道，消费者的购买行为越来越碎片化，购买渠道越来越多样化。

在这样的情况下，只靠奶粉卖大单已经不可能实现。还有消费者钱包变瘪了，钱越来越少，这对母婴店来讲是一个比较致命的打击。如果长期这样下去，品牌大单又卖不出去，门店自己的品类又没有得以均衡，以后就要面临关门的命运。

我们把品牌大单做成品类大单，就希望用过去相同的钱，今天买更多的商品，买门店的奶粉、营养品，也能买衣服、用品，这样的话，消费者在养育孩子的过程中就没有那么多焦虑和忧愁。品类大单对我们母婴店经营来讲，也是必须要做的事。因为现在奶粉占比太高，一旦有什么风吹草动，母婴店生存就会很困难，所以要从品牌管理到品类管理，从品牌大单到品类大单。

刘磊：我刚才也注意到您这边做了很多自有产品，您有哪些经验和教训可以分享给大家？

陈跃：做自有产品，是一件难而正确的事。自有产品是零售行业的基础和灵魂。如果你没有自有产品，母婴店就可能缺乏竞争力。我是 2014 年开始做自有商品，最早做过湿纸巾、干纸巾、服装。早期我们在做自有产品过程中踩了不少坑，今天也是如此。我要告诫我们的母婴人，你的销售如果没有达到一定的量，你不要做自有产品，做起来很艰难，有可能拿回来销售不出去，就已经变成库存。当时没有品类管理、品类均衡的概念，一拍脑袋就做出自有产品，自有产品缺乏运营，导致压在库房里面使现金流出现问题。其实有些中小连锁在这方面吃过亏，这是一个大问题，一定要有一盘货的概念，叫产品结构。产品结构、性价比、专业服务、数字化，这几方面形成新型门店的一个模型。这个模型的话，产品结构就变得至关重要，产品结构不好，门店的条码数量再多，也有可能很多是长尾产品卖不出去。

此外，自有产品必须要运营。相比其他产品是靠品牌方帮你运营，今天这个产品靠你自己，你必须要组建团队，做市场调研，研究出商品类型，确定上架时间、培训日期、销售日期，如何对员工奖励，如何进行复盘、跟踪，在这个过程中再复盘看看我的产品哪些还需要去升级等，今天来看，我们的自有产品越来越完善了。

刘磊：所以您刚才说的规模和运营是自营产品销售的关键。

陈跃：是的。

刘磊：这几年国家也提倡数字化战略，我们母婴行业也在逐步增强数字化理念，您觉得数字化在母婴行业的本质逻辑究竟是什么？

陈跃：数字化的本质逻辑还是通过数字化的算法来降低成本、增加效率。什么意思呢？数字化是母婴行业过去五年提得比较多的，实际上很多还停留在一个概念层面，有的弄一个小模块叫数字化，弄一个小程序叫数字化，弄一个会员管理叫数字化，弄个物流管理也叫数字化。数字化是一个很大的范畴，我们自己有中台建设，将这些模块全部连接起来。中国的母婴行业，毫无疑问，没有数字化就没有未来，必须要数字化。

我们开的数字化门店，一楼是实体门店。既然叫数字化门店，里面就有数字化的入口，可以通过扫描二维码或其他方式进入。这个门店可能有儿童的游玩区域，还可能有妈妈沙龙区域。妈妈沙龙区域可能今天有七八个人在一起做沙龙，它能通过直播让七八百人看到这场直播，这就是数字化的魅力。如果门店没有直播、没有数字化的概念，七八个人的影响力就很小，无法实现盈利。店里还有一个日常的店播，对于店长来讲，这是其必须要学的技能。Z世代对Z世代，碎片化对碎片化，店播门店兴起后，它就是增量，这就是一楼的概念。

二楼是什么呢？是私域，数字化私域。企业微信也好，小程序也好，店播也好，社群也好，打造这个二楼，一楼和二楼要打通。打通后，到门店小程序上去的人，如果看到离他一千米外的地方有个中亿门店，可能想到门店去看一看，毕竟中亿的门店现在都实现了社区化，很方便。如果他今天晚上不想出去，就能在中亿的二楼买东西，在社群、店播或者是小程序上买东西，一楼、二楼必须要互通。

数字化还有三楼，就是"公域"。比如美团、即时零售、抖音本地生活等，三楼和二楼打通，并不意味着买完就走，通过链接到了二楼，通过链接到了一楼，再通过抖音本地生活三楼到了二楼、一楼，就把它做成有极致体验的门店。数字化门店的三层楼概念很重要，对母婴行业肯定有很大的赋能。

刘磊：那么，中亿的数字化发展怎么对门店进一步赋能？

陈跃：今天我们的小程序在二楼私域方面，比如店播、社群都在有序开展，和美团、抖音的战略合作也在进行。其实赋能也是不断在实践中去学习，有时请大家回来一起培训，有时我们的技术人员走下去和他们沟通交流。但是有一点，数字化避免做得复杂，一定是大道至简、化繁为简。今天说数字化，除了后台算法之外，前端主体的抖音本地生活、美团即时零售、小程序、社群、店播这些。大道至简，不是越多越好，一定要做有序的减法，一个点一个点打爆，效果就出来了。

刘磊：这个过程是用数字化中台去进行链接？

陈跃：对，就是中台计算，中台是指挥部、指挥中心。

中国的母婴行业刚刚开始

刘磊：过去您经历过超级繁华，今天面对严峻内卷，有没有落差感甚至焦虑感？怎么应对？

陈跃：对我来讲，我没有焦虑感和落差感。客观上讲，过去有超级繁华，也没有什么超级繁华，当时在风口上，行业正处于上升期，能够实现盈利，那个时候是挣得不多，用得比较少。但今天是什么，挣得少了，用得可能还多。房租高了、人工高了，方方面面，包括各个品牌厂家都想去稳住自己的份额，窜货、杀价……这个过程其实叫危机，危中有机，在危中去找机会，这个时候对我来讲是大机会时代已经来临。从全世界来看，所有的零售行业连锁化、规模化、标准化的趋势滚滚向前，150 多年来一直是这个规律。这个点到了，对我们过去做了很多准备工作的连锁来讲是机会，当出现这样状态的时候，我感觉兴奋，没有焦虑。我的业绩还在上涨，规模还在扩大，我是很兴奋，更多的是如何把过去积累的这些优势，在未来 3~5 年之内充分发挥，产生一些好的效果。

刘磊：您的意思是指过去 20 多年的努力，可能奠定了未来进一步腾飞的基础？因此，过去并不是属于您认为的一个繁华期，在未来可能是更好的一个阶段？

陈跃：我认为中国母婴行业的发展刚刚开始。

刘磊：目前，中国的母婴零售正在发生一些剧烈的变化，您觉得未来 3~5 年中国的母婴零售会发生什么样的变化？同时，您觉得今天的母婴店想要生存该怎么办？

陈跃：过去的三年，中国的母婴店数量大幅减少，综合来讲，3~5 年之内，也可能继续减少。可能在 10 年后，留下的门店是"剩者为王"，它们就是母婴店的一些精耕者门店。我们的出生率再也不可能回到从前，未来中国母婴店会发生巨大的变化。谁能在商品上下功夫、在性价比上下功夫、在专业服务上下功夫、在数字化上下功夫，将这几方面进行融合，未来就属于谁。对于中亿来讲，我们将会迎来一些机会，可能还有一些人也在这个过程中迎来机会。整合时代已经来临，母婴连锁如果实现标准化、规模化、数字化、流程化等，这就是未来。中亿孕婴童未来 3~5 年，能够做到更多门店，那个时候我们就能更好地履行"妈妈的微笑，宝宝的健康"这一使命。

刘磊：未来 3~5 年您心目中的中亿会是什么样子？未来还会有哪些新模式可以去探索？

陈跃：中亿过去是既做直营，又做加盟，两条腿走路，在中国母婴行业也算是比较杰出的一个类型。别人要么做直营，要么做加盟，我既做直营又做加盟，管理难度肯定会很大。未来，我们的大部分直营也会转成特许加盟，今天 7-11、名创优品、百果园这些优秀连锁都是如此。

为什么要把直营转成特许加盟？特许加盟是所有权、经营权、管理权三权分离，老板、店长的能动性就能调动起来。今天的 Z 世代，他们的很多思维都很独立，如果是他们自己的门店，他们的效益就增加了。直营加盟化或者特许加盟会势在必行。当然，我们也会留下很多直营门店作为我们的标准店，建标准、做培训和示范。

刘磊： 您认为今天母婴店的精耕到底有没有必要？母婴店该从哪些维度去做好精耕？

陈跃： 精耕肯定是必要的，精耕才能够走向未来。首先老板自己要到一线，其次门店要有工具。工具非常重要，工具是什么？是数字化。如果没有数字化，没有产品，没有专业服务，门店的精耕可能也没有未来。希望在精耕的过程中，我们能够掌握"道、法、术、器、势"这五个字的精髓。

第一，"道"，商品一定要高性价比；第二，"法"，要有一定的规矩，有一定的标准；第三，"术"，要有爆破、PK 等很多种方法；第四，"器"，数字化的工具；第五，"势"，要把握住势能。今天是一个新势能、新趋势的开始，过去我们说风口趋势、行业规律，今天把握住这个势，那么未来可能在另外一个风口出现的时候，我们就会赶上。我相信，中国的母婴行业会越做越好，它不会因为门店的减少而消失，刚需永远会存在，但是，未来的母婴店会变得越来越专业、越来越科学。

刘磊： 在目前的缩量竞争之下，您认为今天母婴店在精耕的同时，应该注意避免犯什么错误？

陈跃： 今天，精耕的过程中要避免野蛮扩张。因为今天扩张不仅仅是扩张一个线下店，可能除了线下渠道之外，还要与线上数字化串联，数字化三层楼要打通才有未来。未来精耕的过程中，第一件事就是精耕主业，第二件事是避免盲目投资。过去很多人错把风口当能力，错把趋势当能力。精耕的过程本身就是一个艰难的过程，再分散精力可能两方面都做不好。

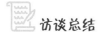

访谈总结

因在四川工作，我 2007 年就知道了中亿孕婴，此后很多年，看到中亿从小到大快速发展，影响力不断提升，心生感佩。2017 年一次偶然的机会，我在去呼和浩特的航班上偶遇陈总，此后多次拜访交流，参加中亿的新品发布会以及 20 周年庆典等活动。在 2023 年 10 月的《精耕者》访谈第一季中，我们更加深入地进行了交流。他的观点深刻，务实真诚，相关访谈视频也很受关注。

陈总从白手起家到创立中国知名的母婴连锁，在这 23 年的创业历程中，沉淀的智慧和思想非常深刻，极具启迪性和启发性，也让人动容和共情。特别的真诚、足够的勤奋、十分的务实，陈总带领中亿不断向前发展。创业过程中踩过的那些坑，对母婴零售行业趋势的洞见，中亿孕婴未来发展的未雨绸缪……陈总的思考都在访谈中展现得淋漓尽致。"开门做生意，商品最重要"，创业至今，陈总始终坚持用户至上，致力于打造极致性价比的一盘货，满足消费者所需。尽管在此过程中历经曲折坎坷，但陈总依然坚持这件难而正确的事。时至今日，在自有产品的开发上，中亿孕婴构建了独特的竞争护城河。

在我看来，创业虽难，陈总却有"苦中作乐"的乐观和豁达，更有"水滴石穿"的坚韧和定力。"中国的母婴行业刚刚开始"，可见陈总对未来的发展充满了信心和希望。"过去很多人错把风口当能力，错把趋势当能力"，足以看出陈总善于在过程中总结和复盘，将经验教训转化为前行的动力。我想，看到这篇访谈的朋友会大有收获。

小飞象总经理冯红卫

人情味，是体系化运作的底层逻辑

📋 **精耕者语录**

◎ 人情味其实是体系化运作的底层逻辑。

◎ 尽可能用最少的商品去满足最大化的人群。

◎ 销售是基于情感的信任，我们最大的优势也是来自情感。

👤 **精耕者简介**

冯红卫 小飞象总经理，已在母婴行业精耕18载。他凭借自己的专业素养、市场眼光和管理能力，进入母婴市场，于2006年创立小飞象，并将小飞象从一家医院周边小店做成了西北地区领先的母婴连锁并进军河南大市场，成为一家充满人情味的母婴连锁。他倡导三个关键，即客户的满意是关键、优质的产品是关键、专业化服务是关键，力求打造"客户100%满意度"的专属服务。截至目前，小飞象的脚步已跨越陕西、河南、山西、青海、内蒙古、宁夏、甘肃、新疆等多个省份及（自治区），连锁优势明显。

在婴童智库＆奶粉智库2024年4月举办的第二届中国奶粉品牌节、第二届中国羊奶粉品牌节上，小飞象获得"中国母婴渠

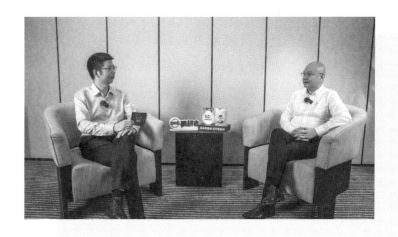

⊙ 访谈地点：中国·西安

⊟ 访谈时间：2023 年 10 月 16 日

道品牌标杆奖"荣誉奖项。

自有实体门店才是母婴连锁的未来

刘磊： 您认为小飞象是一家什么类型的企业？它的核心竞争力是什么？

冯红卫： 我觉得小飞象是一个有爱、有人情味的企业，同时也是一个价值的创造者。对消费者来说，提供恰当的商品和相应的服务；对我们的供应商来说，提供相应的销售和市场份额；对员工来说，它是一个成长的平台。

小飞象的核心竞争力主要体现在四个方面。首先，我们建立了相信公平公正，付出就有回报的绩效管理体系。其次，我们搭建了以行为和结果为导向的执行力体系。再次，我们提供了员工培训、成长和发展的人才梯队。最后，从小飞象成立之初我们就建立了以六项核心价值观为基础的小飞象价值体系。

刘磊： 六项核心价值观，具体是什么？

冯红卫： 员工、诚信、学习、行动、主动、卓越。

刘磊：在过去 17 年的创业历程中，您用哪 3 ~ 5 个词来概括这个创业历程？

冯红卫：首先是富有勇气。坦白地说从一个外企高管，年薪百万辞职，进入一个全新的行业，我想在那一刻还是蛮有勇气的。其次是信任。团队之间的信任，和合作伙伴的信任，和供应商之间非常坦诚地交流。最后我想说的是我们的团队，我还是比较喜欢用团队来称呼我们小飞象团体。从初始创立的时候，我们就招募了大量的团队核心成员，一直到今天，他们都在各自重要的岗位上履行自己的职责。这也是让小飞象实现可持续发展，保持今天健康运营的一个基础。

刘磊：在小飞象 17 周年的致辞上，您说"也曾六便士，心中本明月"，当时您为什么会有这样的心声？

冯红卫：在小飞象成立之初，我第一个想到的是家人。因为长期在外企工作，家里面哥哥和嫂子，还有弟弟都是下岗人员，小飞象起初是因为他们而成立的，希望他们能到小飞象来工作。

但是在整个运行过程中，我很快发现了一个很现实的问题。很多妈妈初为人母的时候，对育儿无知、懵懂、无助。我在想是否让员工快速成长，给这些妈妈提供更专业的支持，这个时候心里想得更多的不是家人，而是顾客以及更多的员工如何在这个平台上持续发展，这也是小飞象一直到今天，像使命一样的存在的原因。

刘磊：在小飞象 17 周年的致辞上，您重点将主题定为诚信，为什么？

冯红卫：诚信一直是小飞象的核心价值观。在企业的运营过程中，和供应商、消费者无时无刻不面对诚信问题，所以我们力求诚信。让员工面对消费者，或者在面对合作伙伴的时候力求保持诚信、正直，寻求双方更加亲密的信任关系。

刘磊：小飞象取得今天的成绩，您认为在哪些关键的节点做对了哪些关键的事情？

冯红卫：首先，在 2009 年我们快速建立了非常完善的组织体系。在仅有 5 家店的时候，我们已经组建了一个大约 30 人的管理团队，这个组织体系为我们小飞象的可持续发展提供了坚定的支持。

其次，是在 2013 年前后，我们正式并购了河南贝儿，进入了河南市场。之后，我们陆续进入山西、甘青宁市场，这也奠定了小飞象今天在整个西北地区的地位。

最重要的一点，在我们刚刚进入河南市场时，恰逢电商在整个市场最为喧嚣的时候。我还记得在河南召开供应商会时，有供应商问了我一个问题："冯总，今天您还来到河南拓展市场，您认为门店包括实体经济还有没有前途？"

我用了 9 个关键词来解释小飞象对门店、对实体经济的理解。也是从那时起，我们更加坚定地说，自有实体门店才是母婴连锁的未来！我们开始进入县域市场拓展，直到今天，我们在地级市、在县城的门店数量占比已经达到门店数的 70%。

刘磊：您刚才提到，在 5 家店的时候就已经组建了 30 人的团队。据我测算，这有可能不挣钱，您当时为什么会做这样的安排？

冯红卫：在 5 家店的时候，我思考的一个问题就是：母婴店如何能良好地运行？如果要保障门店运行，需要哪些职能部门？有哪些关键的人员？这些人员日常要做哪些关键性的工作？经过反复地思考，我们真正地确立了小飞象未来长远的组织架构。

按照这个组织架构，我们开始组建团队，在 5 家店的时候，管理团队已经将近 30 人。在当时这个情况下，成本确实非常高，坦白地说，很多人也非常不理解。但是，也恰恰因为这样的企业组织创建，为我们后来招募、培训更多人才，奠定了一个良好的基础。所以在那个时间段，我们做了最正确的事情，就是依托我们的组织体系，获得了小飞象健康、可持续的发展。

刘磊：您有没有踩过一些坑，或者遇到一些困难？怎么解决的？

冯红卫：最大的困难来自新进入一个市场时与供应链商的沟通和磨合。

进入全新的市场，就面临着不同的供应链体系。尤其是供应商在当地都有各自的代理商体系，和代理商的沟通、供应链上持续地磨合，是经营过程中可能一直持续面临的比较难解决的问题。今天，这个问题已经得到很大的缓解，但是在不同的区域，这样的问题始终存在。

刘磊：您经历过行业的超级繁华，也正在经受行业的严峻内卷，您有没有落差感、焦虑感？该如何应对？

冯红卫：2020年的时候，我觉得整个行业面临一个巨大的危机，就是新生人口数量会下滑，我第一次提出未来可能要下滑到900万个左右。

既然我们已经有足够的预判，甚至也做好了足够的准备，对我们来说就好像没有太大的焦虑感。因为我们已经制定了很多的应对措施，我们缩减了门店数量，甚至缩减了个别大面积门店的面积，调整了服纺的结构，甚至对日用等很多品类做了优化。

所以回过头来看，我们在那个时间段其实也做了一些相对正确的事。所以今天大家在面对进店率下滑、获客比较困难的情况下，我们保持了相对稳定的增长，这也得益于2020年开始我们就做了相应的准备。

刘磊：关于门店的经营和发展，您今年思考最多的问题是什么？

冯红卫：对母婴行业从业者来说，有一个共同的问题就是获客，如何降低成本，提升门店的利润。

刘磊：您认为母婴行业是否仍为一个好行业？值不值得母婴店去坚守？

冯红卫：相较其他行业来说，母婴行业仍然是一个比较好的行业。是否要坚守，我觉得取决于每个从业者对自己企业所做出的清晰的判断。是否有足够的核心竞争力？是否有良好的供应链？是否有好的、专业的、富有技能的员工？是否有持续的、稳定的、忠诚于门店的顾客？如果在这些方面不具备良好条件的话，可能现在这个阶段是一个退出的好时机。

刘磊：所以您认为接下来会越来越难？这种难会持续到什么时候？

冯红卫：是的。我觉得一直要持续到2025年前后。目前仍然是退出相对比较好的阶段。明年，甚至后年，可能会迎来更为残酷的一个市场阶段。

刘磊：这种残酷如果用一两个词去形容，会是什么感觉？

冯红卫：大面积的门店可能都没有盈利能力，也就是亏损。过去很多年所获得的利润，可能要重新投入在店面的维护上，甚至保持门店的运营上面。

那么未来我们面临几个严峻的问题。第一是人力成本的增长。这是大家肉眼可见的，人力成本其实会越来越高。第二是消费者的消费力其实是不足以支撑比较高的物价的，所有的商品都会回归到一个相对合理的性价比阶段，也就是说门店会保持微利，甚至是很低的利润率的运行阶段。这对很多门店来说是一个比较大的考验。

销售是基于情感的信任

刘磊：在当前这样一个重要的拐点，对于母婴店而言，您认为供应链、数字化、运营能力、会员服务和人才打造这五个维度的重要性怎么排序？为什么？

冯红卫：首先，依据我的理解，排在第一位的是人才打造，其次是会员服务，接下来是供应链，再是运营能力，最后是数字化。

就管理小飞象的体会来说，我觉得是员工在驱动业绩的发展，因为是通过员工的专业性和顾客建立信任，把商品销售出去。除了提供商品以外，我们也向消费者提供相应的服务。我想在商品的使用过程中，在孩子的成长过程中，我们的专业性导购会持续地给到顾客健康、营养等方面的综合性服务。

运营，其实牵扯整个企业运营的很多节点，我们流程的建立、制度化、标准化，是保障我们和消费者建立信任的一个重要的、坚实的基础。

当然，今天我们要借助数字化的手段来提升效率，但我仍然把数字化放在了最后。最主要的原因在于我们非常缺乏专业的数字化人才，而且其使用成本太高。如何引入数字化的人才，用好这些数字化的人才，对我们企业管理者来说也是一个挑战。

刘磊：在门店经营过程中，您最怕厂家做什么？又最喜欢厂家做什么？

冯红卫：最怕厂家给渠道及门店压货，造成市场低价，使得门店陷入一种负毛利、不盈利的状态。最喜欢厂家和渠道共同致力于新客开发，共同维护市场的价格体系，控制好渠道，共同致力于双方销售目标的实现。

刘磊：小飞象目前面临的最大挑战是什么？如何解决？

冯红卫：目前最大的挑战在于数字化方面，今天企业运营一定要有高科技的支持，我也乐意去拥抱高科技。但是企业要承担各类成本，所以如何应用数字化来提供支持，对员工的支持，对供应链的支持，对消费者的支持，对我来说都是需要用心思考的问题。

刘磊：我注意到一个非常奇怪的现象，在线上线下一体化非常流行的今天，好像小飞象对线上是相对不够重视的，或者说重点不在线上，为什么？

冯红卫：您说得对，我们到目前为止没有通过线上产生销售，因为我们没有线上的任何业务，尽管我们现在有微商城。其实我们的逻辑就是顾客下单以后也是必须到门店来提货。

在小飞象成立之初，我在内部培训时对销售下了一个定义。我说销售是基于情感的信任，我们最大的优势也是来自情感。人和人面对面沟通的时候，情感的交流可以帮助我们和消费者建立更多的信任关系。所以在整个小飞象发展过程中，我一直倡导我们务必要和消费者进行面对面的交流，通过交流建立情感、信任。

其实我们也提供了另外一种方式，就是我们每个月有 2000 次以上的上门拜访。我们通过上门拜访这样的形式，不仅仅是送货，也是上门帮助妈妈们提供相应的服务，实现与消费者的这种情感互动。

所以我觉得从目前来说，线上的销售对于获取新顾客的价值是比较小的。从小飞象成立到今天，我们一直把最大的精力投入在前端，就是获取客户，和客户建立信任。我们的精力非常有限，目前还没有过多的时间和精力涉及线上销售业务。

刘磊：您刚才提到没有线上销售，如何定义这个线上？

冯红卫：谈到线上，我觉得大家最直接的理解就是线上的平台电商，比方说京东、阿里。那么小飞象到今天其实是没有线上运营的。虽然我们有微商城，但我觉得微商城只是给顾客提供一个浏览商品、了解商品的便利条件，任何在微商城下单的顾客最终还是要回到门店提货。

原因很简单，我们希望顾客无时无刻不在和我们的导购员建立联系，甚至保持黏性。这样在客户后期使用商品的过程中，我们能随时给予消费者更专业的帮助和支持。同时，我们也知道今天对线下实体门店来说，大家获取客户的成本很高。那么我们获取客户以后是否要通过第三方，类似于美团，去提供上门或者送货服务，我想这也关系到我们如何保护顾客的信息安全。

刘磊：有一群消费者，本身对线上是非常依赖的，或者倾向于线上。对小飞象而言，是否会产生这种用户的流失？

冯红卫：我其实也想过这个问题。但回到企业经营当中，我觉得最本质的一点就是如何理解我们的生意。就我对目前小飞象经营的理解来说，还是要把更多的精力投入在如何获取顾客和建立信任上面。我觉得信任是基于一定要见面，一定要交流，一定要有情感的互动。我想今天线上的下单，通过第三方的送货和我所理解的小飞象的经营逻辑还是相冲突的，所以我们迫不得已还是放弃了线上业务。当然市场是很大的，永远也做不完。

刘磊：那在未来，您有考虑过去拥抱线上或者其他模式吗？

冯红卫：我们不排除未来会考虑线上的销售和运行，但是今天我们还不具备足够的技术条件，包括管理和运营条件。如果未来条件成熟的话，我们会考虑开发线上业务。

商品仅是整合的基本载体

刘磊： 您怎么看待当下渠道的整合大潮？

冯红卫： 现在我在市面中看到的大部分整合，仅仅是在供应链上获得定制或者优质的资源，这个是否能延续？主要得益于除了商品以外，能不能提供更多的服务和支持，根本性地改变门店的运营状况，帮助门店获取利润，我觉得这是整合模式能可持续发展的一个最核心的点。

但目前有些整合仅仅是输出商品，没有从根本上改变门店的运营和盈利状况。其实门店今天欠缺的不是低价商品，而是销售商品的能力。这个是需要系统来解决的，从员工的专业技能到技术条件的支持，甚至到企业文化价值观的塑造，包括企业的管理者是否公平公正地给予员工更多的回报等。

所以我其实到现在都担心一个点，就是大多数门店进行这样的整合，可能最终都是徒劳无功的，并不能产生好的结果。

刘磊： 您对目前的渠道整合持相对消极的观点吗？

冯红卫： 我觉得是相对谨慎的态度吧，相对谨慎也不是消极的。还是要抱有乐观的心态去看待这样的现象。但是我个人并不看好仅仅依赖于单一的商品，或者仅仅依托于商品输出来实现整合。

刘磊： 您认为什么样的整合模式或者何种做法能够让他们变得更成功，而何种模式可能注定会失败？

冯红卫： 商品仅仅是双方建立合作的基本载体。围绕商品，如何专业性地训练员工的技能，如何系统地帮助门店进行品类优化，甚至建立相应的运营制度流程来提升效率，包括在整个员工或者企业的绩效管理上给予足够的支持，来带动门店效益发生根本性的改变。我想这个才是整合最大的意义。门店真正具有把商品销出去、销售好的能力，才是真正的价值所在。

刘磊： 小飞象从陕西走到河南，走到山西以及后面的甘肃、青海、宁夏和内蒙古等诸多省份及自治区，您当时去扩张的想法是什么？

冯红卫：从进入河南市场和贝儿合作开始，到了山西，我们在阳泉、榆次、吕梁进行成功的并购，我想有一个点是基于成本。这些门店在当地已经运营多年，有成熟的员工，也有相对稳定的客户。我们输出商品体系、输出管理体系，可以快速地在市场获得销量的提升，也能节省时间。所以对企业来说，目前这是一个非常有效率的做法。所以接下来我们仍然会保持这样的节奏，寻求更好的合作伙伴进行合作。

刘磊：当时进军这些新兴市场，您最关键的策略是什么？

冯红卫：对一个门店来说，寻求重组或者并购的机会，这个企业一定是面临了它所不能解决的一些问题，比如供应链问题、内部管理问题、流程问题、人员问题等。那小飞象发展到今天，我们最核心的竞争力恰恰体现在这些方面。我们的优势结合了当地的门店，结合了当地的员工，所以我们可以在这些区域快速获得成功。这也是小飞象核心竞争力的真正体现。

刘磊：今天整合加盟领域有很多割韭菜的现象，小飞象怎么避免成为割韭菜的人？

冯红卫：小飞象从设定加盟开始，一直是比较被动的。我们自己都觉得门店没有做好，但是很多顾客找上门来，纷纷要做加盟。在过去的很多年我们一直都是拒绝的，觉得我们还不足以去承担这样大的责任。2016 年前后开始尝试加盟模式，原因其实很简单。这个行业存在很多割韭菜的现象，很多人投入大量的资金以后，带来巨额的亏损。与其如此，不如借助我们的优势来帮助这些门店健康发展。

在加盟初期，我们也遇到了比较大的困难，最大的困难来自供应链的管理。小飞象在初期，没有在供应链上做很多的梳理。产品输出到加盟店以后，很快就受到市场审货低价的干扰和影响，第一个阶段加盟是比较失败的。但是从去年开始，我们再次确定整个加盟体系，除了在系统后台、客户管理、仓储、品类优化、人员绩效管理输出以外，最重点的是对供应链做了相应管理，和很多厂家合作了独家定制款，包括全国、大区域、独家经营的供应链的整个规划。

所以基于这一点，我觉得今天供应链的管理可能是一个共同的困难和命题。那么如何真正找到优质的合作商和品牌商，很好地控价控制渠道，和渠道商合作去致力于新客的开发是保障门店盈利的基础条件。

刘磊：您认为目前的市场对小飞象是一种利好还是不利？

冯红卫：我觉得是利好。首先我们的直营门店仍然保持了相对健康的发展。从 2023 年年初到现在仍然保持了适度门店扩张。同时，加盟商的合作伙伴给予我们的信任度越来越高，所以我们的发展其实保持在一个相对高速的状态。

刘磊：您怎么看待母婴店奶粉占比超过 50% 甚至 60%，而毛利率却过低这种现象？

冯红卫：奶粉的占比在 50% 甚至在 60% 左右是相对正常的现象。因为对于大型的连锁系统来说，可能把店开在购物中心、商业街区，门店的品类结构里面有更多的服装、玩具等的支持。对于一些在县城或者乡镇的店面来说，可能在服装、玩具等的商品销售方面是有困难的，而且店面的面积也不支持销售服装的条件，所以很多门店比较倚重奶粉的销售来提升整个门店的利润。

刘磊：那您怎么看最近很多门店考虑把奶粉占比给降下来但又降不下来的问题？

冯红卫：我觉得大家其实不是想把奶粉的占比降下来，是想改变卖奶粉不赚钱的这种现象。如果今天奶粉仍然能保持相对高的一个毛利率，我想大家更愿意去提升奶粉的销售量。今天出现这种现象的原因，在于消费者到门店可能仅仅购买奶粉，而没有其他品类的延伸和拓展。奶粉销售得很多，但是不盈利，是造成今天门店生存困难的一个根本原因。

刘磊：您认为品牌和渠道怎么去实现资源的协同，提升共同运营的效率？

冯红卫：我觉得一定是通过独家经营，通过定制款的形式，品牌商和渠道商拥有共同的目标，资源才能更好地结合在一起，去拓展双方共同的生意。

刘磊：在目前的情况下，定制品其实越来越多，您认为今天的定制品能够救母婴店的命吗？

冯红卫：定制品只是给母婴店提供了一个很好的喘息机会，但本质上说，门店还是要综合提升自己的竞争力，才能获得可持续发展。所以我觉得定制品不能作为改善门店经营状况或者说改善盈利的根本，它可以提供一个有效的支持，但并不具有决定性。

用最少的商品去满足最大化的人群

刘磊：您怎么看待羊奶粉、有机奶粉这些细分品类的发展？

冯红卫：我非常肯定和支持羊奶粉、有机奶粉的发展。羊奶粉小分子可以帮助宝宝更好地吸收。就有机奶粉来说，全世界公认有机食品是更安全、更健康的选择。所以我认为羊奶粉、有机奶粉是母婴店可以重点关注的品类。

刘磊：小飞象一直将优质的商品和高性价比放在比较重要的位置上，为什么？

冯红卫：作为一个连锁零售企业，首先要保证商品的品质，这是毋庸置疑的。在高品质的同时，一定要保持合理的价格，才能让这些商品真正到消费者手里。

刘磊：那会不会陷入一个怪圈，当追求性价比的时候，价格好像相对要低一些，在这个低的过程中就会产生一个恶性循环，最后形成一个低档次的、没有竞争力的状态？

冯红卫：今天的消费者对商品的认知在不断改变。低价并不一定意味着低品质商品，高价也未必就一定是高品质商品。从国潮的流行，到今天越来越多的国产制造业都在证明一点，越来越多的产品从高价慢慢地走到平价，真正地让利给消费者。同时，就小飞象来说，从成立到今天，很多时候都是保持利他主义，我们帮助消费者省钱，给到消费者更多选择。

刘磊： 小飞象的坪效和人效都很高，有哪些经验可以给大家分享？

冯红卫： 第一，小飞象从成立到今天，仅仅有两百多家供应商，这和我们国内很多传统的母婴连锁企业是不同的，很多大型的母婴连锁供应链都是1700家、1800家，甚至2000家以上。

第二，我们其实非常注重门店商品的周转情况。所以，我们通过近年来的品类优化，门店保持相对活跃的单品仅仅在1700种左右。这样保证在门店上架的商品都能得到充分的销售，也保证了品牌商和小飞象稳固的合作关系。

刘磊： 咱们的供应商体系和商品的SKU数量都相对偏少，但是今天大家都在追求商品的多元化以满足更多用户的需求，您怎么去平衡商品的极致化运营和商品的多元化？

冯红卫： 在小飞象成立之初我也想过这个问题，我们想尽可能地去满足每一位顾客的需求，但事实上这是不可能实现的。所以我们把小飞象定位在尽可能地去满足绝大多数消费者的需求。在我们商品适销的消费者当中，尽可能地提升渗透率，也就是说，在这个适应我们商品销售的人群当中，我们希望能100%覆盖。

但是事实上，我们可能也会丢失掉一部分客户，但这样的客户对我们来说维护成本是比较高的。我们可能要选择更多不同的商品或者更多特制化的商品去满足这些消费者，但是这会对我们的运营、库存，我们的资金都带来比较大的压力。

所以我们小飞象的定位很简单，就是尽可能用最少的商品去满足最大化的人群，来提升我们的商品周转率，提升我们的利润。

刘磊： 这应该也是对母婴行业的一个很好的借鉴。

冯红卫： 事实上在2012年、2013年，我们就开始做品类管理，持续了3~4年的时间，对于母婴行业的很多品牌、单品，包括成本、销售价格，进行了反复的测算，形成了今天小飞象特有的商品体系，高动销率的商品我们保持在1700种左右，在一些中型和小型门店，仍然保持在1400种左右。

刘磊： 有没有测算过之前最高峰咱们的 SKU 有多少？

冯红卫： 最高峰的时候 7000 多种。

刘磊： 7000 多种，与同行相比可能也不算太高？

冯红卫： 对，不算太高。我们的门店面积并不大，涉及乡镇、县城、地级市、省会。最常备的商品大概是不到 4000 种，高动销是 1700 种左右，有些长尾商品是间歇性配置的，根据不同的客户诉求，甚至在不同的区域，会做一些特别的配置。比方说，即使在西安，不同的区域消费还是有比较大的差异。针对这些消费高的区域，会特质性地匹配一些满足消费者的高品质单品。针对社区门店，包括乡镇门店，会提供一些更具性价比的单品来满足部分消费者需求，所以大约有 2000 种是我们认为可选择的特质性单品，来满足个别消费者。

人情味，其实是体系化运作的底层逻辑

刘磊： 如果用三组词来评价，您在员工心中是一位什么样的老板，为什么？

冯红卫： 首先，在员工心目当中，我应该是一个比较慷慨的老板。疫情期间，我向所有的员工承诺不裁员、不减薪。我们确实做到了。尤其是在 2021 年，我面临的境况其实是非常艰难的，我们正常的运营全年不到 8 个月，即使在这样困难的情况下，我们仍然保证正常的工资、正常的提成。

其次，可能员工会觉得老板是富有智慧的。小飞象从成立之初，我们整个管理体系当中涉及的所有方法、工具，包括企业管理的理论，都是我自己亲自培训他们的，我们坚持了 17 年，涉及了几十门课程。

如果说还有一点，我觉得在员工心中，他们的老板应该是比较博学的。主要包括几个方面：第一个是读书。我很多年以来一直坚持阅读的习惯，在小飞象经营的前 10 年中，我阅读了近千本书，保持这样一个节奏和习惯，所

以我觉得在小飞象经营中发生的很多问题，其实都可以从书中去了解、去学习、去感悟。第二个，我在企业里面是比较年长的，我觉得有责任去引导大家形成正确的认知，建立正确的世界观、人生观、价值观，我希望成为他们的良师益友。

刘磊：刚才您谈到了您年长。其实3岁一代沟，您是如何和"90后"以及"95后"的员工相处的？有没有担忧过您的管理模式可能已经不适应这些年轻人？

冯红卫：我觉得没有代沟。蛮自信一点说，我可以很好地和他们进行交流。我觉得两个点：第一个是尊重。我们尊重他们思想的自由，他们可以在任何时候去反馈他们的想法，我都是乐意去接受的。第二个是一个哲学思想。几千年来，无论年长也罢，年幼也罢，其实人性从未改变。我想沟通，所有的环节都基于人性，尊重对方、顺应人性。在这样的前提下，我们相处非常愉快。

刘磊：现在母婴店会面临这样一个困惑，如果您对员工要求高，员工可能就走了；如果您对员工要求低，可能缺乏团队战斗力，企业不一定能经营下去。那我们如何实现要求高的情况下员工也能很好地工作呢？

冯红卫：这其实是一个执行的问题，也是一个绩效管理的问题，我想其实不在于对员工的要求高或者低。

我们要思考一个问题，就是员工是否真正地具备相应技能去解决问题。真正地去思考你的员工面对这个具体问题时，他的困难到底是什么，是意愿吗？是技能吗？是方法吗？

所以很多时候，其实是员工没有掌握正确解决问题的方法。我们管理者又是一味地追求结果，而不去看员工在这个过程中是否做了正确的事，或者说有没有解决这个问题的良好的方法和工具。

所以我想，企业的管理者首先要思考的一个问题，是要赋予员工足够的技能或者解决某个问题相应的专业性技能。先给员工这个工具，然后在实际工作当中，应用相应的绩效管理手段，去督促员工达成结果。

刘磊：在团队的自驱力打造和培训方面，您有哪些经验可以和大家分享？

冯红卫：从小飞象成立开始，我就思考一个问题：我们小飞象究竟会成为什么样子？我们具体要完成哪些工作？我们需要员工掌握何种技能？从企业刚刚成立开始，就建立了相应业务的领导力模型，包括领导力的培训体系、员工专业的销售技能培训体系、客户管理培训体系。基于这样系统性地去驱动，今天小飞象可以实现健康持续良好的发展。

刘磊：其实这几年，体系化是母婴店提到非常多的一个关键词。我们也注意到小飞象特别强调体系化，同时也强调人情味。那么怎么去平衡我们的体系化、人情味，还有我们的狼性？人情味是否和狼性有矛盾？

冯红卫：体系化是企业运行的不同方面系统的集成。那是不是体系化就是严苛的、冷酷的、标准化的、不讲究情面的？我觉得不是。体系化的运作都离不开人。只要关系到人，我们就一定要讲究尊重人、关爱人，要信任对方。所以我觉得人情味其实是体系化运作的底层逻辑。正是因为有人情味、有爱，大家才可以在这个团队中建立信任，才会相互支持、相互理解、相互帮助，才会创新，甚至团队才会永久地、健康地持续发展。

所以我觉得体系化和人情味其实并不冲突，应该说是人情味更好地提升了体系化效率。我们很多合作伙伴进入小飞象以后，发现小飞象的人外在表现出来比较平和，但是又能给出结果，而且为了结果势必达成、信守承诺、追求卓越。

这两个方面如何在一个团队身上很好地体现呢？我觉得其实是我们尊重员工的创新、个性，就是我们所说的攻击性，甚至狼性，我们鼓励团队如此。

但是这种野蛮生长就要遵循一定的规则。首先是公司利益第一，个人利益第二。其次，不能伤害团队，不能影响他人，不能伤害消费者。两者之间一定是平衡的，这个平衡还要信守一些人性当中最基本的原则。

刘磊：在过去的发展过程中，小飞象为 10 年以上的员工设立了"戎马忠诚奖"。截至今年 9 月 30 日（2023 年），咱们已经发了差不多 200 个象征奖项的小金象。您在团队的忠诚度打造，以及团队的领导方面有哪些经验可以和大家分享？

冯红卫：我也很欣喜地看到我们很多同事在小飞象已经 10 年以上。第一个条件是他们信任和喜欢这家公司。信任和喜欢的前提是企业有没有给员工一个成长的条件、一个发展的机会，甚至说不但有回报，而且有超出他们预期的回报。我想这几点是小飞象从成立到今天一直信守的一些原则和我们企业经营的信念。

我们相信公平公正，相信付出总有回报。我们持续地培训，为员工提供成长的机会。我们一旦发现员工在技能上获得足够提升，会给他更高的平台去拓展员工的职业生涯，甚至创造全行业较高的薪资水平。企业有了这样忠诚的员工，我相信小飞象还可以走得更远一些。

刘磊：刚才您讲到员工有较好的回报体系，这是因为您个人比较佛系，还是因为有更多的想法。

冯红卫：从企业经营第一天开始，我一直有个信念，就是想给消费者更多一些，给员工更多一些。企业建立之初，我觉得是为小家，但是我很快地意识到企业应该更多地服务于我们的消费者，要利他。同时，企业发展过程中，如何让员工得到发展？首要条件就是收入。他们更需要一份物质的保障，甚至说更高的收入来满足孩子的教育、家庭老人的赡养等。

我就把这两点作为小飞象企业发展的一个信条，一直坚守到今天。其次，企业不可规避的一点肯定是创造利润。但是这个利润如何分配，在于每一个企业者管理的理念。让更多的员工在小飞象这个平台上能得到更多，我想管理就变得简单。

刘磊：小飞象的人效在全国同行里应该也是比较高的。这一点是怎么做到的？除了刚才谈到的薪酬之外，还有什么样方法可以给大家分享？

冯红卫：人效的提升、销售的提升，肯定是客户数的提升。小飞象的员工可能比同行业连锁的员工拥有更多的客户数，这是决定了人效的先决条件。

此外，忠诚的客户更多。我们培训员工的专业技能，员工在与消费者互动过程中，越来越多的消费者和员工建立了这种信任感。这种顾客的信任形成了良好的口碑，顾客会不断介绍更多新顾客加入，就形成了今天小飞象的专业导购，其人效可能是其他同类型门店导购的一倍左右。

头部品牌更加集中，抱团取暖长足发展

刘磊： 未来的3~5年，您认为中国的母婴零售会发生什么样的变化？而中小门店又该怎么活下去？

冯红卫： 我觉得未来会呈现几个鲜明的变化。第一，头部品牌会更加集中。因为头部企业往往拥有人才优势、资金优势、渠道优势，甚至产品优势，头部品牌会相对拥有更多的市场份额。

第二，头部品牌会和优质的渠道更紧密结合，这也是一个趋势。品牌为渠道专门定制的独家经营款或者定制款，都呈现出这样的特点。因为品牌商通过这样的合作会最大地提高效率、降低成本，而且会获得很好的销售回报。

第三，中小型的连锁，一种是选择更好的优质供应链公司去结合和拥抱，也就是说加入供应链公司，另一种是选择加盟在区域里面相对有资源优势的企业。中小型连锁通过这样的方式获得中台技术的支持，或者后台大量的培训资源的支持，包括供应链上一些优质商品的支持等。

第四，头部的渠道品牌更加地域化，而且会越来越强势，在区域会赢得更好的份额和口碑，这也是未来的一个趋势。

刘磊： 在这个过程中您有没有担心其他外来者对陕西进行冲击，以及对河南、山西等很多个省份形成冲击？

冯红卫： 竞争一定是存在的，但冲击谈不上。市场上不断出现这样的竞争，或者说有外来的连锁品牌、渠道品牌、连锁加盟品牌等会进入这个市场。我们更多的是想发挥我们的竞争优势，而不是去狭窄地看待市场。我想只要小飞象持续地建立企业的竞争优势，我们可以一直健康地发展下去。

刘磊：您认为中小母婴店该如何生存？

冯红卫：第一，一定是降低成本。如果超出管理能力的话，我其实是希望缩减门店，把精力用在一些高质量单店上面，或者说高质量门店上面，不要盲目去扩张。

第二，对一些创业者来说，门店管理上是有很多困难的。我觉得更多去拥抱一些成熟的、具有加盟系统的连锁体系，获得更多的管理上的资源支持，包括人员支持。

还有一些连锁体系，可能确确实实在供应链体系里面不是很健全，甚至说没有足够的供应链优势，可以更多去结合一些供应链管理公司。通过这种优质商品的获取，同时获得来自对方系统的支持，也能保障门店健康发展。

刘磊：未来的 3~5 年，您能否畅想一下小飞象的发展？又有哪些新的模式会去探索？

冯红卫：我们仍然会持续拓展直营店和加盟店业务。同时，积极地拓展供应链公司业务，除了小飞象以外，仍然愿意去帮助更多的门店获得长久发展。

市场这么大，没有人能做完所有的生意。我们希望通过完整地输出整个后台，来帮助这些门店，一起在市场中做强做大，获得消费者的信任。不是说双方一定是你死我活，而是完全可以携手一起去发展。

刘磊：当前品牌和渠道都在高度集中化，您认为目前省级代理商和地级代理商的出路何在？

冯红卫：代理商一定是有必要存在的。我们的代理商做的最大一件事就是可以把货快捷地、便利地送到门店，甚至送到消费者手里。

但是在未来的话，省级、地级任何代理商，我觉得都需要从原来的物流式代理商，转型成服务型代理商，我想这样才能真正地彰显代理商的价值。

刘磊：目前，很多地级市连锁有一定规模，但可能规模不够大又缺乏灵活性，骑虎难下，您认为今天地级市的母婴连锁该怎么去做？

冯红卫：我其实建议地级市连锁应该更多地去拥抱大型的、优质的母婴连锁系统。我觉得地级连锁目前面临的困境有几个方面。第一是成本比较高，组织体系不健全，物流仓储的条件也跟不上，资金压力非常大。第二是因为规模的原因，地级市连锁往往拿不到优质的供应链支持。这恰恰是大型连锁的优势，与供应链良好的合作关系、人才的优势、管理的优势、门店运营管理的标准化优势。尤其是大型连锁系统越来越多地受到头部品牌的青睐和支持，双方这种强势的结合可以让地级市连锁再次获得新生，也可以获得长足发展。

刘磊： 您认为，目前的母婴零售会不会通过这样的一个过程更快地去实现规模化、连锁化和整合？

冯红卫： 会的，这是一个更切合目前市场的实际情况，而且是很多地级市连锁生存发展的一个解决途径。如果大家能转变观念，能更多地去和优质的渠道拥抱和结合，都会获得长足发展。

 访谈总结

我很早就听说了小飞象，但直到 2018 年才和冯总在一次品牌会议中相识，此后多次在论坛中沟通交流，或者主动拜访向冯总请教，感受到冯总对母婴零售的深刻认知，充满人情味，又很有个性。在 2023 年 10 月的《精耕者》访谈第一季中，我们更加深入地进行了沟通交流。他的观点深刻，充满人情味和经营管理智慧，相关访谈视频也很受关注。

小飞象的发展，得益于冯总职业阶段的沉淀和高起点，更得益于他创业后对企业初心的不懈坚守、对消费者价值的深度挖掘、对团队体系化和人性化的精心打造，以及对高效运转供应链的持续投入。在这漫长的征途中，冯总将人情味和团队发展、企业发展、商品销售、用户服务等相结合，形成了小飞象独特的团队管理理念和体系。

在仅有 5 家门店的初创期，小飞象就已经确立了长远的组织架构，搭建了近 30 人的管理团队，为企业的可持续发展奠定了坚实基础。在团队建设方面，小飞象将培养员工终身受益的价值观和技能视为企业使命，冯总更是亲自培训管理体系中涉及的所有方法、工具、理论，涵盖几十门课程。在平衡团队体系化、人情味与狼性化方面，冯总坚信人情味是体系化运作的基石和底层逻辑，始终尊重、顺应人性。在薪酬体系上，小飞象建立了相信公平公正，付出就有回报的绩效管理体系，并为员工提供优厚的薪酬待遇，确保员工在事业发展的同时，也能获得物质上的充足保障。

管理，本身就是一种独特的人格魅力体现，它深深根植于领导者的内在，展现于每一个细微的决策和行动之中。小飞象自创立之初，就建立了"员工、诚信、学习、行动、主动、卓越"的六项核心价值观。这些价值观不仅稳固地支撑起小飞象独特的企业文化，更成为公司发展的灵魂与指引。在前进的道路上，小飞象与消费者、合作伙伴之间建立起深厚的诚信与信任关系，从而赢得了广泛的口碑赞誉，逐渐铸就了小飞象这一品牌，他的访谈内容也会给读者很多团队打造、企业经营、用户服务等方面的思考和启迪。

在本书定稿之际，小飞象已官宣成立新疆分公司，开启市场拓展新征程。

广东绿臣贸易总经理沈志强

价值是代理商的立足之本

精耕者语录

◎ 代理商一定要有足够的危机感。因为当行业出现变故时，首当
其冲的一定是代理商。

◎ 自己够强大，自己有价值，没什么好怕的。

◎ 在变革过程中，最重要的是坚持，因为只有时间和结果能证明
一切。

精耕者简介

沈志强 广东绿臣贸易有限公司总经理，18 年母婴行业精耕
者，非常重视客户利益和价值创造，性格中融合了闽南人的坚韧
和广东人的包容务实，接地气，亲自了解市场，强调团队作战，
不做甩手掌柜。广东绿臣贸易成立于 2007 年，定位于"做母婴
行业有价值的服务商"，坚持"多品经营、终端营销"的模式，
将团队打造成企业核心竞争力，为零售客户提供全面的动销解决
方案和增值服务，为合作品牌商提供专业落地的销售服务，打造
了营销铁军，精耕广东母婴市场并收获众多肯定。

在婴童智库＆奶粉智库2024年4月举办的第二届中国奶粉品牌节、第二届中国羊奶粉品牌节上，绿臣贸易获得"中国母婴渠道品牌标杆奖"荣誉奖项。

被需要才是真的有价值

刘磊：您怎么定义绿臣？它的核心竞争力是什么？

沈志强：在这个行业做了17年（截至2023年），我认为，绿臣是比较有自己风格的一家企业。我对绿臣的定义是做一个有价值的公司。绿臣最核心的竞争力是团队，因为代理商主要的职责就是分销跟动销，但是分销也好，动销也好，是靠人、靠组织来实施。

刘磊：在您的创业历程中，如果用3~5个词来概括，您希望它是什么？

沈志强：首先是坚定，我是福建闽南人，从小就有自己当老板的小梦想。其次是坚决，比如坚决做导购模式，坚决做一个有价值的服务商，坚决将导购模式转为现在的推广团队模式，整个变革过程都很坚决。当然最后也是最重要的其实是坚持，因为只有时间和结果能证明一切，这三个词我觉得对绿臣的整个发展影响比较大。

刘磊：您之前提到过2017年转型推广模式，今天这种推广模式有什么变化吗？

沈志强：可以说是一直在学习，整个变化还是很大的。原来的导购模式有点像专柜的性质，我给门店交结果，整个过程都自己来。而推广的模式需要跟品牌商有很多配合，就不是完全由自己作主，跟门店打交道的方式也不一样，这个过程中存在很多变数。比如东莞市场，既管理着推广模式的团队，又管理着100多个导购，对经理的要求其实蛮高的。

很可贵的一点是，基本上留到今天的团队都还是很乐意接受公司的变化，而且我们更多的是主动变化，这也是绿臣能够幸运地活到今天的一个

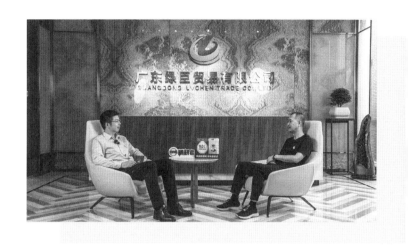

⊙ 访谈地点：中国·东莞

⊡ 访谈时间：2023 年 10 月 12 日

很重要的因素。

刘磊：您认为绿臣是在哪些关键的时间节点做对了哪些关键的事，成为今天母婴行业代理商的一道亮丽风景线？

沈志强：坦白来讲，我们也犯过很多错，但是在根据趋势做选择时，我们很多时候还算是做了对的选择。比如，当合伙人模式已经严重阻碍绿臣的进一步发展或者影响到绿臣的竞争力时，我坚决改变，今天我用了不到一年时间，几乎把所有的合伙人转成直营。

刘磊：但是合伙人模式您已经坚持了大概 10 年之久？

沈志强：原来合伙人有几种模式，有虚拟合伙人，有带资合伙人，有分干股的合伙人。但做到一定程度，比如现在这个环境下，它偏保守了，到了需要一些改变的时候了。所以在大的事情上我坚持一点：我一个人决策，对了，大家一起分享成果；错了，我买单。

刘磊：今天来看，您怎么评价合伙人机制的成败得失？

沈志强：合伙人给绿臣立下了汗马功劳，只是在现在的大环境下，它的弊会大于利,所以我把它推翻了。为了推翻这个模式,我也买了不少单。合伙人转成直营,我们无缝对接,但很多后果并没有让合伙人公司承担,因为想改变的是我,不是他们。而现在的合伙人机制就相当于2017年、2018年前后的导购模式,进入这个行业的第一桶金是导购模式带给我们的,但如果到今天还是坚持导购模式,我们早已倒闭,合伙人机制也一样。

刘磊: 绿臣的"多品经营、终端营销"模式具体是什么?它能解决绿臣什么问题?

沈志强: 多品经营、终端营销,优缺点都有。缺点是可能团队适应起来比较累,有的品牌商会有一些抱怨,觉得我们不够专注。但是作为代理商,我觉得这首先是建立一个安全感的问题。我们举个最现实的例子,这是从结果来看的。2021年、2022年市场价格不稳定的时候,如果我们没有一些其他品类做支撑,我们的公司就开不下去。所以我觉得多品经营的营销模式在某种意义上,第一是为了安全感,第二也是想做大做强,因为单一品类还是有一些局限性。

当然,第三个很关键的原因是,当时我们是导购模式,入行前5年就做了1000多家店,有的店三四个人,我得深挖,这个时候除了卖奶粉,其他品类我是不是也要上?而且我们会分食品导购、用品导购,甚至纸品导购都有。所以后面就将这种多品经营的方式保留了下来。

刘磊: 事实上每个品类都是不一样的,有自己很鲜明的特点和个性,您怎么做好这么多品类的平衡或者经营?

沈志强: 回到我们终端营销的12字诀,一店一议,一人一薪,一人一训。

其中一店一议,更多的是对未来的分析,那就包括品类结构。我们这个团队从一开始就是做多品经营的,一开始就在平衡各个品类在这个门店的比重,包括客户的比重,所以对我们而言,品类的平衡或经营反而不是很难的事。

刘磊: 大家都说代理商很难,省级代理商会更难,上要对接品牌服务,下要对接门店服务,绿臣在这过程中有没有受到过质疑?怎么去做到更好?

沈志强：质疑肯定有，但我们会通过行动让别人眼见为实。这么多年我们沉淀下来的客户对我们很信任，当有争议的时候，我们都会选择自己买单。

作为代理商，如果门店不能生存，我们是没有任何价值的。所以作为省代，它需要通过业绩来体现。你需要跟品牌商交业绩，你需要让门店赚到钱、去维护消费者，甚至去解决门店的一些问题，你要真正被需要，才有价值。

刘磊：今天，消费者和门店都发生了很大变化，您怎么保证自己的决策能切合市场的需要？

沈志强：因为工作量和性格问题，我走门店的时间虽然不是特别多，但我跟门店的老板或者跟我们团队交流得特别多。我通过和他们的沟通，了解连锁门店的需求，甚至消费者的需求、品牌商的需求，这是基本功。虽然我走访得少，但我交流得多，问得也多。

而从竞争的角度，我们也会经常看其他同行，会很关注每个城市的前三名，关注同类型的代理商，我们是一定要争做第一梯队的。

刘磊：所以您的信息量其实很大，而且非常接近市场，所以能够作出相对比较科学合理的决策？

沈志强：科学合理不敢说，但是有两点。第一，有一定的依据；第二，我有这种魄力或者说敢赌的勇气。

刘磊：您经历过过去的超级繁华，今天面对行业的风云变幻，您有没有落差感或者焦虑感，如何应对？

沈志强：落差感肯定有，焦虑我觉得还好。第一，其实在这个行业里面的人，我们都算是有所收获，我们要感恩这个行业。第二，我自己本身的消费其实不高，物质上养活我自己压力不大。所以，我觉得焦虑谈不上。

但是有一点是肯定的，这个行业需要有个好的心态，从心态上，包括在机制上都要做出主动改变。

刘磊：其实也是在降低一些预期。

沈志强：肯定的，一定要降低预期。很多人为什么适应不了？那是因为他觉得原来躺着都能赚钱现在却不行。但其实人生没有那么多原来，也没有如果。我觉得很简单，如果我没往前看，我适应不了，那我就得被淘汰。所以，如果我们每个人都能降低预期，同时积极改变、积极学习，那我坚信这个行业依然是好行业。

刘磊： 您认为母婴行业是否还值得代理商或者母婴店坚守？

沈志强： 就我身边所接触的朋友圈，包括我自己亲身的经历来看，比如疫情期间，我做了另外两个行业，某种意义上都是失败或者没有达到预期，再看我身边朋友所从事的行业，相较而言，只要我不松懈、能保持学习，起码还能让企业长期发展下去。所以肯定值得坚守，但它不适合所有人。

目前最大的挑战来自内部

刘磊： 关于代理商的发展您目前思考最多的问题是什么？

沈志强： 面对"90后"、"95后"以及"00后"的这些妈妈，我们有什么价值？

原来市场很好做的时候我不需要过多研究消费者，我只要把渠道、零售门店研究清楚，把同行研究清楚就行。但现在对我们提出更高的要求，包括我们现在启动的到家服务，比如美团，我就要去想办法。代理商要存活，不能一成不变，一成不变，必死无疑。你要么是敢于创新，要么是跟得很好。门店需要什么，市场需要什么，我就很快地跟进，比如儿童粉的布局，今年（2023年）我们儿童粉品牌做了12个。

刘磊： 这么多品？

沈志强： 对，这是增量嘛。我评估一下自己，我有这个实力，我就坚决跟，可能比很多同行都更坚决地在做这个事情。对于现在的代理商，要想在母婴行业成功，需要具备很多因素，但要失败，可能一个因素就导致失败，比如你坚持不改变，你可能就会失败。

刘磊：那您怎么看羊奶粉、有机奶粉等细分品类的发展，您今年的选品思路是否有一些新的变化？

沈志强：细分品类，绿臣除了特配做得少一些，像羊奶粉、有机奶粉，我们都算做得比较早的。

有机这个品类在广东，从结果来看，包括我们自己内部都做得不是特别好。其实消费者有些时候没办法区分有机奶源和有机奶粉，而且有机这个细分品类的品牌规模或者说绝对的领导性品牌也还没有出来，所以消费者的市场教育相对而言还不够。

相比之下，羊奶粉这个细分品类比较好，代理商也比较重视。因为相比牛婴配粉，羊婴配粉还是有一些短期红利。

刘磊：对于代理商而言选品非常重要，您选品方面有什么技巧、秘诀可以给大家分享？

沈志强：赔得起、信得过。首先，赔得起就是企业够大，万一发生什么事，能够兜得住。信得过，就是我对这个企业很了解，但现在这种氛围下，品牌集中化，信得过的作用很小，还是要选择实力很强的。

现在比较流行重资产的品牌，我们选择发力的几个品牌，大部分是有重资产投入的。比如用品方面，我们跟全国用品做得最好的代理商交了朋友，我说"你们用品带我玩，我食品带你们玩"，这也是一种资源整合。不管食品也好，用品也好，选品其实很重要的一点：组织靠人代表，找操盘手很重要。我去看企业，我不一定看老板，我看操盘手，看他是否具备将这个品牌做大的能力。私心太重的操盘手，品牌再好我都不合作。做代理商选品，每个人都有自己的方法。

刘磊：听说有些产品您会亲自去工厂谈，谈完后再做决策？

沈志强：我要主动进攻的品类，只要它够大或者够强，是我需要的，我就干。我给全国的代理商朋友一个建议，不管你的采购多优秀，我都建议老板亲力亲为。你可以放权，但不能不参与，否则很容易错失一些机会。现在我每天的工作，有一半都是在跟品牌商打交道。

刘磊：绿臣当前面临的最大挑战是什么？怎么解决？

沈志强：外部的环境我改变不了，比如出生率、毛利率、进店率等，最大的挑战还是内部的改变，尤其是核心团队。这几年我们也送走了好几个核心主管，这是第一个阻力。第二个阻力是，每个时代或者年龄相差三五岁的团队，要统一思想其实还是挺难。所以我反而把外部环境看得很淡，最大的挑战来自内部。

刘磊：当下也是母婴代理商的一个重要拐点，您认为代理商的核心竞争力应该是什么？

沈志强：可能每个代理商都把自己的某一板块当作核心竞争力，比如有的是分销能力很强，有的是动销能力很强，还有些代理商可能是客情比较好，老板、团队很会做客情，这都是一种竞争力。

但代理商核心竞争力其实是个变数，可能今年你的核心竞争力是这个，明年未必是，它会有变化，你不能一成不变。任何一个代理商，结合老板的学习力和环境适应能力来看，或者把你的优点做到极致，或者把你明显的缺点改掉，这都可以是核心竞争力，所以不用过于纠结。说得通俗一点，你擅长做什么？就做你擅长的事情。

刘磊：您认为广东母婴市场有什么特点？当前母婴连锁、中小店还有代理商各自将面临什么挑战？

沈志强：广东是一个五湖四海人的聚集地，注定了它的形态有很多种，有传统母婴店，有港货店、精品店，也有介于传统跟精品之间的店等。

我觉得，首先，代理商一定要有足够的危机感。在广东，危机感是要放在第一位的，如果没有足够的危机感很容易出局。因为你本来就是这个产业链的中间环节，当行业出现变故时，首当其冲的一定是代理商。这不是谁来做的问题，是你的身份决定的。

从另外一个角度来讲，品牌商在广东其实压力也很大。因为不管从哪个数据上看，这个市场的容量都很大，但它的成本很高。所以就面临的挑战来讲，品牌商进广东我给的建议就是四个字——量力而行。你要先做好预期，不要太冒进。

对于这个地方的零售商来讲，机会很大，但挑战也最大。未来一定会更加年轻化，但年轻化不是代表年龄，而是你的思路，包括你得爱学习，你起码要有爱学习、爱改变的心。

作为门店，肯定拥抱消费者的变化是最大的挑战。

刘磊： 作为代理商，目前您最怕厂家做什么，又最喜欢厂家做什么？

沈志强： 这一点绿臣还好，绿臣只挣该挣的钱，比较尊重商业规则。大家做代理商，肯定很多人很担心被厂家干掉，被过河拆桥等。"怕"说明你有两个问题：第一，你没价值；第二，你没胆量。所以代理商的安全感，其实就是看你够不够强大。我觉得自己够强大、有价值，就不用害怕。

刘磊： 您一直强调"被需要"这种价值，那您内心坚守的代理商的价值究竟是什么？

沈志强： 分品牌讲。有些品牌只需要你好好做分销，有些品牌可能更看重你的动销，但现在很多品牌既看重你的分销，又看重你的动销，还要求你要聚焦。所以跟很多厂家都是在磨合的过程中看能不能找到那个点，没有永远的朋友，也没有永远的敌人。从生意角度讲，作为代理商，选择很重要，包括绿臣也一样，可能选对了，跑起来就快，能少走点弯路。

刘磊： 您认为代理商推新品的能力重要吗？据我了解，绿臣的新品存活率是非常高的。

沈志强： 原来在导购模式里面，我们推新品的能力很强，但这几年会弱一些。尤其作为合伙人以后，我们团队这方面的执行力有所削弱，所以这几年也有些品牌在我们手里没做起来，跟我们合伙人机制有一定关系，没有全面推行合伙人的时候，执行力会更好一些。合伙人的机制是允许和鼓励操盘手有一些独立思考，所以从客观和主观上都导致了一些执行力减弱问题。

刘磊： 随着市场的内卷，品牌和渠道都在做资源方面的投入和协同，您认为品牌和渠道怎么能避免资源浪费并实现效率提升？

沈志强： 第一，品牌与代理商的合作信任很重要。第二，品牌方合理的指标很关键。信任相对比较虚，但指标可以看见。比如奶粉的价格为什么不稳定？水龙头开大了，就很难控价。这个时候，品牌制定合理的指标就很关键，如果你的指标合理，很多事情就会朝良性方向发展。

刘磊： 投入或者费用方面，怎么保证效能呢？

沈志强： 这是我们的常规工作。投在哪里？怎么投？这些都需要跟品牌做深度磨合。这么多年来，我们发现做得好的基本上代理商和品牌商的团队都很和谐，交流也非常多。这种资源的投放，怎么投有效？品牌商和代理商、零售商的沟通非常关键。

刘磊： 即使可能有摩擦，也是为了解决问题。

沈志强： 总比不沟通好，有摩擦了，说明有分歧，有分歧说明有机会。

刘磊： 面对当前的价格乱象，您觉得代理商应该怎么看待和应对？

沈志强： 首先跟指标有关。如果指标很合理，门店为什么要乱价、去窜货呢？如果每个代理商都能完成，为什么去甩货呢？绝大部分代理商其实是没有窜货意愿的。

当然也不完全是品牌商的问题，当指标合理的时候，代理商有没有为这个品牌全力以赴也很重要。品牌商如果给你一个合理指标你都完不成，也不上心，那从双方的角度来看，怎么去磨合？多一点沟通、相互理解，看能不能寻求平衡点。

团队不够强，随时都可能被市场放弃

刘磊： 对于代理商而言，您认为产品和团队哪个更重要？

沈志强： 我坚信团队最重要。

刘磊：为什么不是产品？

沈志强：如果团队不够强，达不到品牌商的要求，今天给你，明天也会放弃你。

比如，我们现在在做精品渠道，我们的产品线里其实一线用品品牌很少，但我是先建团队，先大胆地训练团队，然后等待机会，我们很多品牌都是这样等来的。就看你是先选择容易的事情，还是先选择难而正确又能长久的事情。

如果我把很多精力放在选品牌这件事上，可能会来得快、见效快，但你心里其实是没把握的。为什么我毫无疑问选择团队？原因是，打铁还需自身硬，自己不够强大，再好的品牌给你，别人也不见得认同你的付出，或者别人一旦要调整的时候，你不能说是任人宰割吧，但也会觉得很无助，因为你是没有保障的。

刘磊：听说，"绿臣有一个营销铁军，指哪儿打哪儿"，您是怎么做到的？有哪些经验可以分享？

沈志强：那个更多的是指我们导购团队的模式。可能跟我的职业习惯有关，我学了市场营销后，两份工作都是接受这种人海战术训练的，再加上我的性格把统一思想这件事看得很重，会有一定的影响。

其实"指哪儿打哪儿"，无非就是执行力。而执行力的前提是思想要统一，所以我在绿臣做得最多的事情就是统一思想。再就是奖惩要分明，而且更多是奖励。你要马跑，就要给草，从统一思想到奖励和惩罚，指哪儿打哪儿。每个公司都有自己的标准，但我认为这三点很重要。

刘磊：都说三岁一代沟，今天您如何进行"90后""95后"员工的管理？会不会担忧您的管理模式可能已经不适应他们？

沈志强：对企业来讲，我需要保持一颗年轻的心。比如，我的着装会追求年轻化，我对新鲜事物会很好奇，有闲暇或者抽出时间我都会拥抱变化，包括吃、喝、网络词等。我很尊重年轻人，底线问题我不让步，其他的我可以包容。我还算是比较活跃，比较积极改变自己的。

刘磊：好的人才一般更愿意到厂家，作为代理商，您怎么去留住这种关键人才？

沈志强：从人才方面来讲，我们有几点。比如，在选人才这件事上可能我们做得不好，但在留人和用人方面，我们还是下了不少工夫。留人就是钱散人聚，所以我们舍得投资人才。但我最擅长的还是用人，我们曾开玩笑说，只要这个人不犯罪，他的缺点我都可以包容，但他一定要把优点发挥到极致。你可以看我的经理们，各种性格都有，我们包容性很强。

刘磊：其实您可能是一个比较强势的领导。

沈志强：非常强势！我经常跟团队说，别把我看得很完美，我身上缺点也很多，但我坚持做一个善良的人，同时有坚守的原则。

刘磊：在这种高压之下，他们还能很好地和绿臣合作，能更好地共事、服务于这家公司，为什么呢？

沈志强：留下来的人抗压能力都很强。当然，你要给人才足够的尊重，尤其是在待遇上，我们的薪资水平可能会比同行多5~10个点。错了，你可以比其他老板更过分地批评他们。对的，你起码比其他老板多给了一点鼓励，否则别人为什么选你？我们的团队出去了以后，尤其是自己去创业的人，他们都说从绿臣出去以后都感觉自己的抗压能力很强。

不过也有缺点的，他们有的会受我影响，对手下有时也会这样高压。怎么讲呢？没有对错，只有适合与否。

刘磊：正因为这样一种创业的状态，才能保证企业能够很快地往前跑。

沈志强：如果没有保持高压，不可能指哪儿打哪儿。绿臣到今天（2023年）17年了，没有用过一个打卡机，但我也没发一分钱的加班费，就是鼓励团队用结果说话。17年了，我没用过PPT，你不能说它对或错，但是你一定要交结果。比如，我们很多经理比较职业化，他就喜欢分析数据，我也会很尊重，但有些人可能是说得没有做得好。

其实绿臣做这么多年，如果说有一点经验，我想是在管理上已经形成自己的风格。带团队是我最大的长处，真正的领导力其实是人格魅力。除了专业水平以外，你的人格很重要，要能让跟随你的人包容你的缺点，看重你的优点。

刘磊： 每个企业家都有不同的性格和特点。一个团队、一个企业能够共同奔赴也是企业家的一种魅力。

沈志强： 如果说绿臣团队的优点，其实就一个字——拼，那是真拼，我们总部仓库加班到晚上十点都算很早。整个团队我比较满意的一点就是拼，能在绿臣成才的骨干团队都是非常拼的。

企业的发展要回归生意价值本身

刘磊： 未来的3~5年，您觉得中国的母婴渠道会发生什么变化？在这个过程中，中小店该怎么活下去？代理商又该怎么活下去？

沈志强： 这个已经很明显了，就像品牌的集中化，比如奶粉这个品类，它已经不是集中化趋势，而是已经形成集中了。品牌的集中化就导致渠道肯定集中，代理商要么被淘汰，要么做得更强。所以一定是品牌先集中化，代理商最快出局。所以对代理商来讲，可能容错率就很低，你要比别人更努力，而且更小心。可能原来犯一次错没有问题，而现在犯一次错就没了，因为现在大家都输不起，容错率极低。

对于零售门店来讲，我是比较认同这种"线下小店，线上大店"模式的。我觉得"线下小店，线上大店"是未来的发展趋势，婴童母婴店里面，可能真的不需要那么多SKU，但是从业人员一定要很专业。

谁也无法预测未来，但每个人可能都有希望成为未来想要成为的样子。比如，绿臣就想一直坚守下去，在任何变化之前，我们要么走在前面，要么去学习别人。在这个前提下，我们要保持有价值的初心，同时要能够执行到位并且足够努力。

我做代理商的梦想很简单：就算中国的母婴行业代理商只剩两个人走在街上，我希望其中一个是我。我们不敢说一定要做头部，但起码要活得长久。我们都是坚持长期主义的人，比较喜欢做难而正确的事情。

刘磊：能否具体谈谈未来 3 ~ 5 年绿臣的发展？还会去探索哪些模式？

沈志强：未来 3 ~ 5 年，在广东区域继续保持绝对领先，在全国保持自己的特点。最终还是要回到生意本身，价值在哪里？企业要活下来，要有盈利能力，要有生存能力，才有发展。

刘磊：市场变化之下，您有没有担心品牌跨过您和下面的代理商或者门店直接合作，产生了直供的革命？

沈志强：这个很正常。但要有一个好的心态，当别人不需要你的时候，你要去思考为什么。

现在很多人在问代理商还能不能活下去，从产业链来讲，代理商还不至于过两三年就消亡。但代理商的作用在减少、数量在减少，这是个不变的趋势。没有永恒不变的，唯一不变的是，如果你有能力，其实都不用担心。

我担心的是当环境变化时，我们没办法抓住机会去做改变，这是最大的难点。尤其今年（2023 年）是整个渠道变化最大的时候，对我来讲，决策真的有难度。

刘磊：最近行业整合非常快，您怎么看整合？我注意到绿臣提出了千店计划，具体是什么？

沈志强：从品牌集中化开始，渠道肯定也在集中化，作为代理商，我们肯定要有危机感。今年的整合潮，给我们最大的触动是，只要有价值，就不用担心被淘汰。但面对现在的整合趋势，代理商的出路在哪？所以，我们就提出了这个千店计划。

现在是服务了广东大概一半的门店，绿臣接下来会集中资源，重点扶持，选择大概接近 1000 家店。从今年（2023 年）的 3 月 29 日第一场开始，做了广东 17 个城市，开了 8 场会议。每场都是我带着团队去邀请当地的核心客户，就是来找朋友，找这 1000 家店。我们会聚焦资源，将控价控货控区的品牌，包括一些具有优质竞争力的品牌，优先给这些门店。

为什么整合？供应链是其中一个原因，门店也希望能够得到相应的保护。除了千店计划，我们也在加强很多合作，加强横向的联系，目的就是更好地服务客户。

刘磊：打造你的重点样板。

沈志强：第一步不是打造，是选择。今年（2023 年）更多的是选择，从 3 月 29 日就出来找战略朋友，到今年年底这件事情全部结束。明年是重点打造，今年更多地停留在宣导跟选择。

刘磊：可以理解为 2024 年是绿臣进一步发力的一年吗？

沈志强：我的有效资源会全部投放在这 1000 家店，今年没有太多的指标和明确的要求，明年肯定就有。我给你指标要求，你给我做到多少，我对你的投入也是不一样的。

刘磊：这是代理商在新阶段突围的方式？

沈志强：不敢说是不是代理商的方式，但肯定是绿臣的方式，从现在的几个新品来看，效果非常好，我坚信会坚决地走下去。绿臣理念即是如此，50% 的概率我就实施。

刘磊：我注意到您过去多次强调"深度服务"这个词，为什么要在服务前面加"深度"两个字？怎么理解"深度服务"？

沈志强："深度"是为了给客户创造价值，做服务这件事情，我们是不计成本的。可能今天我在这个门店赚 1000 元，但我可以做一场活动花 1500 元，长期发展好的门店是有换位思考思维的，会在付出的时候换位思考，替我们考虑。在好做的时候，互相帮忙很正常。在特别困难的时候，能够互相体谅，其实更不容易。

深度服务有几点作用：第一，能很好地增强黏性；第二，双方能互相影响，创造价值。接下来的 1000 家店，我们会将深度服务做到极致。在广东，我们的客户都知道"跟沈总合作不用担心吃亏"。原来叫增值服务，也叫深度服务，目的很简单，就是能给客户带来一些帮助。我们很愿意去做这样的事。绿臣已经是一个品牌，很多门店跟某个品牌合作不见得是看这个品牌，而是因为绿臣在做。这一点可能是我这么多年自豪的一件事，因为信任无价，所以我很讨厌员工得罪客户。

我一直谨记中山宝贝屋老板黄雪亮有一次开会，她跟我说："沈总，绿臣你做得再牛，如果我们零售商过不好，你不可能过得好。"我经常用这句话鞭策自己，而且经常提醒我的团队，你要帮门店盈利，你才有价值。如果你不重视门店，它不能存活，你又有什么意义呢？这也是千店计划的根源，是我做千店计划的底层逻辑。

刘磊：作为代理商，您的信念是让合作门店能够盈利，如果他们没有盈利，您会认为这个价值消失了吗？

沈志强：我觉得是你有没有帮客户盈利？有没有被客户需要？这才是最重要的，被需要就有价值。

刘磊：现在在门店需要你做的事情中，你脑海里闪现最快的是什么事？

沈志强：现在大家都在做到家服务，门店也希望我们做美团，我也在马上行动。别的服务运营商收费，我半年免费，就是告诉我的客户，"只要你们好，我什么都能做"。绿臣作为代理商，如果哪天做得很被动，我就不做这个行业了。因为当你没价值的时候，其实很痛苦，这不关乎赚不赚钱的问题。在我眼里，绿臣是一家很有个性的公司，很幸运能活到今天。但要做好自己，你才有资格、有底气去做一些分享，哪怕分享一些失败的教训都行。

刘磊：您把价值这个词牢牢刻在脑海里，意味着您对自己要求非常高，为什么会这样呢？

沈志强：我对自己有点苛刻、有点偏执。我就是这种性格的人，自我要求非常高，苛刻但也很真实，我可能一天就睡五六个小时。绿臣能有今天，不是我多聪明，也不是我多厉害，主要是我足够努力。

刘磊：这两年定制品越来越多，您认为定制品能救今天的母婴店吗？

沈志强：我记得有一句话，"零售的尽头是自有产品"。这个我觉得要一分为二地看，定制品能不能做长远？能不能救门店？

打个比方，假如三个省不同的团队来做定制品，如果这三个省的内部机制都非常好，这个品牌的价格就相对可控。此外，品牌商的定制品成本是固定的，给你定制品了，就不可能给你其他太多的品牌服务，意味着定制品很难做到大单品。再回到另一个点，这个定制品能不能做起来？如果你自己的零售体系团队足够强，肯定都做得起来。但定制品是不是就一定能救零售的未来呢？未必。

定制品在这个特定环境下，确实是一个路径。但如果定制品真的能在母婴店扮演很重要的角色，它得有几个前提：一是这些门店具备动销能力；二是能控好价。哪怕只有两个省接定制品，大家能不能做到都控价？还有很关键的一点是品牌商的期望值。如果这个定制品品牌商给你 2～3 年的成长期，我还是蛮看好定制品的。但如果这个定制品的品牌商一开始就希望你做 10 亿元，实际上却只有挣 2 亿元的能力，那这个定制品迟早爆仓。

所以我们不应该排斥定制品，定制品是一个方向，但完全靠定制品来拯救母婴店的未来，可能还是单薄了一点。就算是定制品本身，你也得具备足够的动销能力，具备足够的管控能力，你也希望品牌方不要要求太高。对于定制品，我本身还是持肯定态度，至于能不能扮演如此关键的角色，我保留意见。

刘磊：可以理解为救母婴店的不一定是定制品，最终核心还是要自己内部的运营能力和竞争力，才可能在定制品中享受一些红利。

沈志强：更深层次来讲，首先要看这个定制品是不是消费者真正喜欢、真正需求的。其次，现在的母婴行业，尤其是奶粉品类，品牌驱动要大于渠道驱动，而定制品更多还是渠道驱动。定制品能做 5 亿元、10 亿元，在前一两年、在上升期，渠道的作用是很大的。但未来能不能做成大单品，能不能持续，我觉得根源还是在于品牌。所以我不排斥定制品，但定制品能不能扮演这么重要的角色，仁者见仁。

访谈总结

绿臣贸易是中国母婴渠道代理商的佼佼者，是母婴渠道的一道亮丽风景线。我和沈总相识于品牌会议，此后一直保持联系并登门拜访沈总，主动请教行业发展问题。他洞察深刻，思路很清晰，心中牢记客户和价值，对价值的理解直戳人心。他不需要反应时间，言语间能感受到个性、率真、魄力、严苛、目标感强。在 2023 年 10 月的《精耕者》访谈第一季中，我们更加深入地进行了沟通交流。他的观点犀利、干脆，紧扣客户和价值，内容直戳人心，相关访谈视频也很受关注。

"代理商要存活下来，一成不变必死无疑""错了，我买单；对了，大家一起分享成果"……商海多年，沈总性格中融合了闽南的坚韧和广东的包容务实。站在母婴时代的拐点，如何从不确定性中寻找可确定性？绿臣交出了一张令人瞩目的答卷。从导购模式到推广模式，从合伙人模式到直营模式，时代瞬息万变，没有永恒不变的营利模式，也没有一成不变的解决方案，只要不能适应环境的变化或者阻碍了企业进一步发展的，都应该坚决改变。所以，在沈总果敢的指挥下，绿臣积极主动地进行了模式创新和变革，不断地调整、优化，以适应市场的变化。

企业每一次成功的转型一定离不开掌舵人对航向的精准把控，更离不开团队的执行力和领导力。多年经验淬炼，绿臣造就了一支思想统一、经验丰富、训练有素、指哪儿打哪儿的核心团队，带领企业在变革中稳健前行，成为绿臣在市场竞争中立于不败之地的最坚实后盾，这也是沈总始终把团队建设放在第一位的本质来源。

而回归企业发展的本质逻辑，价值是代理商的立足之本，没有价值的团队就是一盘散沙，不能创造价值的企业也毫无意义。作为代理商，最重要的价值就是帮门店盈利、帮客户盈利，成就客户的同时也成就自己。价值是自己创造的，要与时俱进并适时求变。无论市场如何变化，坚守生意价值本身，保持有价值的初心，是企业和个人长久发展的根本。

在本书定稿之际，绿臣贸易、妈仔谷和广东123专业母婴已联手拓展广西市场，积极整合扩张，追求更大的发展。

湖南妈仔谷创始人彭云辉

用户满意度和价值是第一原则

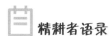 **精耕者语录**

◎ 只要人类生生不息，母婴行业就是一个好行业。

◎ 一切不以用户为基石，都没有价值和没有意义。

◎ 重视用户价值创造，让用户选择你，你有能力去满足用户，就具备生存空间。

◎ 当我们追求更多（门店），却不能让它们更好的时候，我们的存在是没有意义的。它们好，自然就会更多。

精耕者简介

彭云辉 湖南妈仔谷创始人，坚持长期主义，18年行而不辍，用执着的用户思维、独特的经营理念、扎实的底层内功服务消费者，赋能合作伙伴，聚力共赢。妈仔谷于2005年成立，是湖南省率先为宝宝及妈咪提供衣、食、住、行、用、教、乐等全方位一站式服务的专业机构，为母婴用品专卖店提供系统解决方案的专业服务机构，以湖南为大本营，线下门店覆盖众多地级市。妈仔谷秉承"视天下孩子如己出"的服务理念，以持续为0~12岁

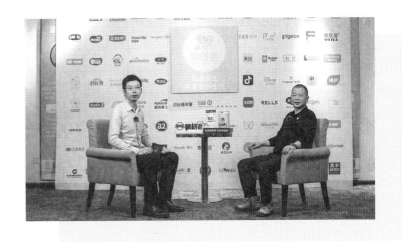

訪谈地点：中国·长沙

訪谈时间：2023 年 10 月 24 日

母婴提供全程科学育儿解决方案为使命，在用户思维、门店赋能、供应链、数字化、团队共识等方面具备独到见解和优势。

在婴童智库＆奶粉智库 2024 年 4 月举办的第二届中国奶粉品牌节、第二届中国羊奶粉品牌节上，妈仔谷获得"中国母婴渠道品牌标杆奖"荣誉奖项。

店铺更好才能更多

刘磊：彭总好，作为创始人，您认为妈仔谷是一家什么类型的企业？核心竞争力是什么？

彭云辉：妈仔谷是为用户创造价值，满足用户需求，为创业伙伴搭建创业平台的一家公司。核心竞争力是以用户为中心，通过跟用户沟通、链接，洞见用户的需求，满足用户的需求，真正为用户创造价值。

刘磊：就是不遗余力地以消费者为中心，做内功？

彭云辉：对，这是我们作为一个企业的立足之本。妈仔谷的创业背景是我发现初为父母，有很多需求未被满足，尤其是这种专业的母婴需求。因此，我能不能做一家为用户提供专业支持的机构？所以妈仔谷诞生了。创业之初，我觉得自己的力量有限，需要大家合作，才有了我们的合伙人机制，才有了大家在一起的创业平台。

刘磊：您打造的线上体系以及电子商务体系，是怎么赋能门店发展的？

彭云辉：我认为没有电子商务一说，妈仔谷人的理解是只有用户触点，用户在哪里我就应该在哪里，应该为满足他们的需求创造条件。

我们之前说要从线上把用户引流到线下，经过多次验证这并不成功，甚至是悖论。因为用户有他习惯的场景在里面，他可能很早就培养了线上习惯，你不一定非要把他拽到线下，或者他本身就是线下用户，你不能非把他拽到线上。去改变用户还不如去顺应用户，顺应用户才是最高效的，要用更多的场景去铺排这个链路而不一定非得在你的店铺。跟用户有链接即为到店，跟用户有交互即为到店，跟用户有服务即为到店，所以他到不到你的店就显得不太重要。当我们在部署整个数字化链条的时候，当引入这个理念的时候，我们就得到了较大的产能释放，我们跟用户的链接变得更多，用户的满意度就更高。

比如用户在线上下单，不一定非要到店铺来取才叫到店，我们可以选择送到家，因为我们跟用户的链接、交易和交付服务都完成了，用户是满意的，这是一个理念上的变化，是妈仔谷在部署数字化和新零售的过程中做了很好的融合，始终把这种理念贯彻到我们整个板块来实现，当这种理念落地以后成果是很显著的。

刘磊：有业绩增长的数据吗？

彭云辉：真正到店的，到线下支付的才占 35%。现在是多渠道、各种方式跟用户产生链接，完成交易和交付以及服务的过程。

刘磊：就奶粉维度来看，咱们现在的综合周转率是什么情况？

彭云辉：我们是看店铺或整个物流体系的周转效率，原来其实确定的是21天，现在可能会受一些影响，已经超过了24天、25天。但我们正在做这方面的精进优化，可能通过1~2年的时间能做到15天。

假如一家店铺的产值是100万元，常态库存一半即可，这需要一个很精准的决策，包括整个协同系统，那我们基本上要做到日配，这非常重要，因为你能及时响应用户的需求，还有交付用户的多种场景以及链路流程，都要去响应它，包括整个业务模式都要重构。它一定是打破原有的思维、业务流程去重构一个完全不同的体系，才能在原有的基础上得到较大的迭代。我个人认为它的链条是颠覆性的。

原来我们是在原有基础上小步精进，这个模型就有天花板，体系也有天花板，当它演化到一定的程度，效率就会递减，因为你那个时候做的组织体系规模、用户、体量完全不一样。当做到一定程度的时候，原来那套体系的逻辑框架、要素体系如果没有变化，继续精进下去难度就非常大。

刘磊：所以需要去打破，然后去重塑？

彭云辉：我们2024年、2025年开始要实施重构供应链体系，提高我们的周转效率。

刘磊：实现这么大的变化，这么多的努力，您更大的目标是什么？

彭云辉：是让店铺更好。

刘磊：不是更多吗？

彭云辉：更好才能更多，这是前提。当我们追求更多，却不能让它们更好的时候，那我们的存在是没有意义的。它们好，自然就会更多。

契合用户才能创造价值

刘磊：回顾过去的创业历程，如果用3~5个关键词概述，它会是什么？

彭云辉：第一，焦虑。因为你永远有一个更高的期望值。比如，如何更好地服务用户，如何更好地为我们团队搭建好平台。你往往会要求得比当下能做到的更好，才能持续发展。而在这个更好的过程中，往往会面临很多问题，这些问题的解决来自你的规模、能力、组织建设、资源，甚至是你的资本。

第二，价值创造。以用户为中心的用户价值创造，这是妈仔谷业务逻辑、流程及选择的基础，一切以这个理念为原点、为初心来落实开展。这样大爱、感恩、精进、成就的核心价值观才能得到贯彻。另外还有合作伙伴，在妈仔谷的整个价值链中合作伙伴处于极其重要的位置，店铺、供应商、员工及股东包括在内，共生共赢，守好我们公司的边界，做好自身的角色。所以，为爱而生—共享美好生活的愿景要落到实处。

第三，效率。这是一个企业或组织可持续发展比较核心的要素，是所有成员精进至卓越的追求。妈仔谷人也是以此为原则并展开行动，我们与合作伙伴一起协同向效率要效益。

刘磊：是一个综合的要求？

彭云辉：对，这些东西都会给你带来很大的挑战，你要持续去做。对我来讲，只有在焦虑中才能发现问题、洞见机会，才能捕捉到机会或是解决问题。

刘磊：还有其他词吗？

彭云辉：第四，支持。当你亲力亲为地做第一家店，把这家店做好，有些经验，就要去复制，要把在这个单一的业务单元所取得的成果拿去支持更多的人，让他能够获得同样的结果。这个过程比较复杂，也需要不断去完善，这是第一个阶段。

到了第二个阶段，你要支持他们逐步沉淀经验，要支持团队。从自我创造、自我沉淀，到主动和支持去复制，这又是一个过程。你成为一个支持者和让团队成为支持者，它是一个不断迭代演化的过程。对我来讲，我是带领团队去做事情，是要走在前面去支持他们做事情。

刘磊："授人以鱼不如授人以渔？"

彭云辉：这个词也差不多，但我可能更多的是站在对方的角度上去考虑。

比如，我们支持消费者，他们可以更专业、更理性地养育孩子。支持育儿顾问，他们有能力满足消费者、创造价值，同时他们自己也能获得成功，店铺也能取得增长。

刘磊：心里很惦记这个事？

彭云辉：对，有他人，有消费者，有我们的团队，有我们的店铺。因为我们更希望在运营中，有一种更好的、基于店铺理性经营的逻辑或者是框架，去做相应正确的事，这是非常重要的。

刘磊：所以妈仔谷有一套很理性的决策体系？

彭云辉：经营者要有最基本的理性经营逻辑。站在用户角度，你必须跟用户同理、共情才能满足用户的需求，而这个过程是理性的。因为母婴企业不一样，你必须设身处地地站在用户群体的角度去考虑，所以这里才会有妈仔谷的企业人文价值观——"视如己出"这种组织精神。

刘磊：从上到下其实都在贯彻这种理念和目标？

彭云辉：它既有感性的部分，也有理性的部分。感性的部分就是你从用户角度出发。理性的部分就是你的标准、售后服务。你把自己当成用户，你去体会这个服务如何实施。它跟妈仔谷的价值观、理念相吻合。妈仔谷的经营理念就是大爱、感恩、精进、成就彼此和用户，然后视如己出。这一直是贯穿我们整个组织体系非常重要的一个理念。

刘磊：就是"你需要的就是我要去提供的"，这好像很抽象，但又很具象。

彭云辉：我们在做客户服务的过程中，能够获得顾客的认同、理解和支持，这个才是我们用户服务的唯一标准，所以它没有细化的条条框框。它抽象，同时也具象，因为抽象到跟自己一样的时候它就很具象了，抽象的时候，用一句话就可以很好地去阐述、去理解，组织能够取得很好的共识，这种共识一旦形成，它就能很好地落地。

刘磊：妈仔谷取得今天的成就，您认为是在哪些关键节点做对了哪些事情？

彭云辉：还是遇到过很多波折的。第一家店是从 0 ~ 1 逐步打磨的过程，你亲身去做这件事，才能在这件事情上获得它的基本点，知道它的原理，然后再去搭建后台。从第一家店开始，我就觉得必须要有支撑店铺的一个架构，要做一家专业的店，要有中台及后台的支撑能力，所以我们一开始就搭建了中后台。也正因如此，后续我们才能持续开店，我们的中后台系统才能沉淀前端的经验和方法。

身在店铺这个较为烦琐的工作环境当中，你不可能去抽象店铺的基本经营逻辑，所以我们把中台、后台定义成研究者。我想要得到什么结果，洞见了什么机会、需求，用户的满意度在哪，从基本的理解到后面的过程，它其实是比较艰难的。

2008 年我们也做了一些整合，但是在融合的过程中，你会发现每家企业都有自己的特点，都想把自己的优势融合在一起，这项工作就不太容易实行。最后每个人在这个过程中又反思，这是我们最大的成长。由原来的情绪、对方的问题，慢慢地反思自身的问题，两三年以后又回过头来，大家聚在一起彼此感恩，如果没有这样的经历，我们在人生中也就没有这样的认知。

刘磊：很多想法得不到升华或者提炼？

彭云辉：对，那个时候我就很明显地看到自己情绪的变化，焦虑、担忧等。其实过两三年来看，这些都是多余的，反而看到的是自身的不足。

2011 年，在品类管理的过程中，我们开始站在用户的角度考虑问题，从一句话变成一个可以慢慢去落地，基于用户去部署，做一些真正能够为用户创造价值的事，思考我怎么样才能做得更好。原来是基于想法在做，后面落到实处去做，到整个组织基于此一起做，且有更好的资源支撑。做到一定程度，我们的组织、团队、用户看到了我们所提供的价值，我们的团队在用户的满意度中或在收到成效的过程中，有成就感，所以激发了组织不断去迭代、演化、精进。

刘磊：所以其实发展的每个关键节点应该说都非常成功，也是有一些成就感或者是经验的积累。那在这些关键节点的背后，您有没有踩过一些坑，或遇到一些困难和挑战，怎么应对？

彭云辉：很多。比如 2010 年的时候，我们用户黏性非常高，当时我们的定位本来是 6 岁，后来有用户反馈说"你的东西都很好，可惜我的孩子用不上"。这是我们育儿顾问用心维护了好多年的资源，很不舍，想留住。我们就做了一些延展，首先把玩具和服装的需求延展到 12~15 岁，但实际上是不成功的。

刘磊：这是有问题的？

彭云辉：对，因为这群用户呈现的不是一个完整的真实需求，这种需求更多来自感性，说"我想继续在这里"，是我们的育儿顾问想留住他。但我们的整个链条是无法满足这个阶段的需求的，当时的资源也不够。我们在玩具和服装上面的测试，实际上也是失败的，当年我们的服装就累积了大量库存。但从那以后我们每年都做服装调研，第一是调研行业趋势，第二是到用户家里去。

刘磊：入户去做调研？

彭云辉：对，我们把用户的衣橱打开，看他的结构如何。调研了 100 多家以后就发现，这跟我们自己反馈的内容完全是两码事。最后我们的结论就是，要根据实地调研结果把用户的结构搬到店里来，我要成为用户的衣橱。这个事情我们做了一年，到第二年我们重新按这个去梳理的时候，这个品类得到了大幅增长。

刘磊：真正了解了用户的需求？

彭云辉：对，真正契合了用户的需求。大家可能在做用户调研的时候是想听用户说了什么，但我们更愿意看到用户真实的选择，因为这是呈现在你面前的现成的选择，而且普适性更强。针对当时的 100 个样本，我们做了一些很明确的选择：第一，只做到 6 岁；第二，去掉时尚潮流类，我们做衣橱里那 80% 的部分。

刘磊：这是最基础、最根本，也是销量占比最大的需求？

彭云辉：对。时尚潮流的部分其实在用户的衣橱里只占20%，那20%我们没有能力做，因为它要求跟着潮流走，很快，而我们的母婴店是一个集合店，我们只要把它展示到用户最想看到的形式就行。最舒适的、最便利的、最好穿的、最安全的，这些需求比时尚的需求更大，周转效率更高。

刘磊：所以您把握了这个品类最核心的命门或者秘诀？

彭云辉：我觉得还是那句话，当你心目中真的装着消费者的时候，你就能做到。

刘磊：那在您过去这么多年发展过程中，还遇到过其他的坑没有？

彭云辉：比如专业能力，这是一个巨大的挑战。但当你资源不够的时候其实没有能力去做，所以我们积累了近十年，有些东西是需要去坚持的。你刚开始去做专业普及或这方面内容的时候，你是做不到的，我们更多的是去请专家。

专家有两个概念，第一个是普及消费者，第二个是让我们的团队更专业。但是它没有体系化，所以我们才会去搭建我们的训练组织、训练支撑架构，我们找专业的且讲课讲得很好的老师来做我们商学院的院长，但并不成功。

刘磊：理论和实践可能有差距？

彭云辉：有的老师确实会讲课，但是没有组织性。但我们的训练机构实质来讲，是基于公司前台、中台、后台的全岗位的训练，必须要有相对宏观的全局思维，要有统筹能力。而讲课的老师只是讲课能力很强，可我们更需要一个具备较高统筹能力的人来组织授课。

后面我们就改变观念，我请了一个不会讲课但是规划、统筹能力很强的人来负责，他负责的时候，对所有的老师都有着无比的敬仰，老师反而能够留下来，他能很好地把前端需要的东西统筹好。直到2016年，我们的训练体系才真正成型，10年时间这个训练体系不断迭代演化，也是一段不断试错的历程。所以，从简单的一个业务单元拓展到更多的时候，你的理念完全不同。

刘磊：就是您要去复制的难度很大，很多体系的支撑也很难？

彭云辉：对，单一的复制容易，但支撑体系的复制不容易。你自己会、你能教更多人会，搭建一个能教别人会的组织就更难了，完全不同。

刘磊：十年磨一剑，您用十年的时间把培训体系这把剑磨好了。

彭云辉：它其实代表了我们各个支撑业务单元的演化过程。比如我们的供应链、运营，还有会员的服务体系，每个部门的体系都经历了这样的过程。

刘磊：都需要很长时间去沉淀和迭代？

彭云辉：很多人用了很短的时间完成了，而我花了很长的时间，但我相信，当你在演化的过程中，不断在进步的时候，你能看到希望，你是可以取得想要的那个结果的。

刘磊：今天可能需要花更多的精力去做到昨天的成绩？

彭云辉：我觉得较之前要投入更多甚至无限的精力。原来总认为团队人员多一些，规模大一些，就会轻松很多，但当你走到这个阶段的时候，你发现需要做得更多。

刘磊：对于今天行业的发展有过落差感吗？

彭云辉：难度越来越大了嘛，你得付出更多的努力才能做这个事。契合咱们《精耕者》的主题，这个时候更要有耕耘的概念，要真的沉下心去做事，要付出较之前的百倍努力，你才可能收获结果。往往在付出的过程中能收获结果的成就感，其实是不需要考虑所谓落差感的。

刘磊：就是内心的一种满足。

彭云辉：对，每一个创业者要解决这个基本点。如果在你的工作、生活等方面，你觉得辛劳，它就不是一件好事。我们这个行业的人绝大多数没有辛劳的感觉，反而在全力以赴投入过程中大家能够找到那种快乐，这是我认为我们行业非常重要的一点，也是母婴从业者真正积极向好的状态。

刘磊：您曾经说做合伙人机制是你人生中最大的挑战，为什么？

彭云辉：最大的挑战是洞见人性和顺应人性，这是一个自我修炼和自我成长的过程，从洞见人性到顺应人性，这八个字中间有巨大的认知鸿沟。

刘磊: 具体是指什么?

彭云辉: 比如,我们跟门店合伙,你能不能给他更大的让步比基于基本商业逻辑的投入产出比更重要,你应该去顺应他想要的这种更多的让步,这个过程你得去理解、去接纳,最后去顺应,要经过一个较为焦虑的过程。

刘磊: 其实就是跟合作伙伴可能分享得更多一些。

彭云辉: 这是一种共识,他需要,我也觉得很好。能把这件事情做好是我们追求的,我们与合作伙伴都会形成一种边界。即使我们跟品牌方合作,他正好需要渠道,我们也需要品牌方,是一种很好的鱼水关系,只是你要去做相应的边界调整,调整到舒适状态,那为什么不去追求呢?因为这是我们的目标,过程并不是主体。

效率是母婴店价值和意义的体现,是店铺效益及生存之根本

刘磊: 关于门店的经营和发展,您今年思考最多的问题是什么?

彭云辉: 最近两三年,我始终在思考一个用户需求和我们组织能力匹配的问题。有两点:一是我们的企业如何真正洞见用户需求趋势,契合用户需求;二是我们的组织能力、人员的洞见能力、对趋势的把控能力、资源的统筹能力在当下和未来,根据我们的部署,能不能符合消费者的需求,然后及时满足并能够为消费者创造价值。

刘磊: 当前,是我们母婴行业的一个重要拐点。您觉得对于母婴连锁而言,商品、会员服务、人才打造、运营能力、数字化五个维度的重要性怎样排序?为什么?

彭云辉: 就我个人及团队来说,第一是组织,因为组织是支撑体系非常重要的基本点,人才是最重要的。

刘磊: 就是人才第一位?

彭云辉: 对,妈仔谷目前最缺乏的是人才,不是否定妈仔谷现有的团队、

成员，而是妈仔谷团队对组织力建设的重视度将人才培养放到了一个重要的位置。搭建一个很好的平台，我们的人才在这里能够得到发展，能够实现他的梦想，尤其给想进入这个行业的创业者发展的机会，让他可以更高效、更短路径去创业并获得成功。正因如此，我们才会去做组织改善，去搭建一个更适合人才发展的平台。

刘磊：第二呢？

彭云辉：会员服务，因为你有组织能力，才能够为会员提供服务，为用户创造价值。

第三是运营能力，因为这个体系可以让我们在后端、中台等所有的成果在前面跟用户很好地交互，让用户体验感更好。

刘磊：那商品和数字化呢？

彭云辉：首先，数字化其实是一种理念。基于用户满足，你一定会提供一个跟用户沟通的渠道，因为一定要做到用户在哪里我们就在哪里。还有用户需求决策，数字化设施带给我们的是用户体验。其次，基于用户体验更精准或是正确决策，接下来才是基于资源的投入。这个过程中数字化很重要的是效率，效率更高，响应用户需求更快、成本更低、决策更正确。

刘磊：您将商品排在一个相对靠后的位置，为什么？

彭云辉：很多人看重商品，因为从某种意义上讲，它是企业为用户提供服务，在交互价值中获得持续发展利润的很重要载体。但从短期来看，它只是落到商品这个点上了，更多的是服务。

以奶粉为例，什么是奶粉？是母乳不足情况下的一个营养替代品，它是一个解决方案，解决方案是主体，奶粉只是解决方案的工具而已。如果你不重视用户的需求，不根据用户的实际情况给他提供合适的营养解决方案，你的效率低下，顾客的满意度是很低的。所以我们把更多的时间放在解决方案上，商品只是工具而已。对于零售来说，我们的成本很高、利润很低，提高跟用户的沟通效率、交互效率，才是我们一点点的收益。

刘磊：就是做好细节，提高效率？

彭云辉：对，效率才是我们的价值，才是我们发展的最重要的部分。而你选择一个有品牌力、有产品力、战略稳定的产品，相对能够提高跟用户的交互效率、连接效率，这是很有意义和价值的。

刘磊：我注意到您非常重视单店经营的底层逻辑，怎么去理解这个经营逻辑？它意味着什么？

彭云辉：第一点是感性地看待，心里面装着用户，给用户支持和帮助，给他们更好的解决方案。第二点是要非常清晰店铺经营的要素。你的生意结构是什么？是什么支撑生意的持续增长？要有很明确的定义，且要在每一个要素上深挖，提高它的效率。

妈仔谷本部的每一个岗位都要具备这种研究者思维，打磨每一个环节、每一个要素，帮助用户创造价值，建立较为完善的框架，打磨、输出成功的方法，让店铺、组织，有能力去做这件事。

刘磊：在过去的门店经营过程中，您最怕厂家做什么，最喜欢厂家做什么？

彭云辉：我没有怕和喜欢，我们团队相对有边界感。我原来是商超或者叫百货的供应商，有亲身体会，他们对产业价值链的边界感并不强。所以我一直跟团队强调，我们作为零售商在服务用户的时候，必须要有很明确的边界，你只是产业价值链中间的一环，你在这一环要给所有产业链预留足够的空间，所以我们大部分合作伙伴都比较支持我们的边界感，跟我们沟通也比较简单。

刘磊：就是哪些可以做，哪些不可以做，很清晰？

彭云辉：对，非常清晰，跟我们合作的伙伴，没有博弈的理念，只有共赢的行动。我们会很明确地表达我们的边界，在这个价值链中间我们的定位是什么，我们共同制定这个规则，在这个规则上大家一起坚守、共同服务用户。我们更希望选择的合作伙伴是基于此理念，这样我们能很快达成共识，能很好地融合、拓展市场，共创共赢。

刘磊：妈仔谷目前面临的最大挑战是什么，怎么解决？

彭云辉：我认为是对整个市场变化的洞见。妈仔谷更多地在思考接下来怎么去做，因为我们当下要做的已经逐步实现，对未来趋势的洞见是最大的挑战，这是我们要重点思考或者是不断探索的过程，而这个洞见的基石还是基于消费者需求的变化，这种变化我们能不能较早洞见、很好满足，这非常重要。

刘磊：就是您能做好自己，但是可能您不能看到环境的一些变化？

彭云辉：相对的。你有所看见，也能够聚集这样的资源和能力，但还有很多需要探索的，且很多都蕴含不确定性，这种不确定性对于我们也是一种挑战，所以你必须要在不确定中较为笃定地去部署。

刘磊：您认为品牌资源和渠道资源如何协同能避免资源浪费，同时提高效率？

彭云辉：首先有一个非常重要的共通点，就是用户。渠道和品牌方都要做到心中有用户，一起为用户创造价值，那大家的团队、理念就能更好地融合，效率才能最大化。

刘磊：现在很多母婴店有一种困惑：当对员工要求高的时候，他可能就离职了；当对员工要求低的时候，他没有执行力，做不出效果。今天怎么处理两者的平衡，才能保障既有高要求又有较好的执行结果？

彭云辉：实际上，今天妈仔谷放弃了所谓的执行理念，只有共识。你认不认同这件事，理不理解这件事和有没有能力做好这件事。我们走过了原来经营18家店进行模式沉淀时，由行政贯彻性到引领性，再到自我创造性，这三种不同阶段的变革。所以妈仔谷建设的是专业赋能体系、运营体系和管理体系。管理其实是一个带教体系，我们把所有成果，通过流程、标准、体系、组织去影响和推动其能在获得成果过程中享受成就感。

刘磊：如果有人不理解，甚至不认同这种共识怎么办？

彭云辉：这是有过程有阶段的。你要在不同阶段去理解这个过程，当你把一个理想的结果拆解成不同的阶段，你跟团队就能较好地协同，能够接纳在第一阶段有较小的成果，到最后阶段有较大成果。这是我在组织管理过程中一个非常具有建设性的理解。

刘磊： 我注意到妈仔谷与很多门店相比都有不同，比如有自己的育儿顾问，并且有评级，还将其中一部分评为老师。怎么会去定义"老师"这样一个称呼？

彭云辉： 很明确，妈仔谷的创业初心和使命就是为 0 ~ 12 岁的母婴家庭提供全程科学育儿与解决方案。我们持续在专业能力上做精耕，这个过程涉及两个概念，第一个叫基本能力，第二个叫育儿顾问的身份确认。我们必须解决两个问题，一个是基础建设的问题，你有能力做这些，你能为用户提供解决方案。另一个是我们的育儿顾问要解决的基本身份确认问题，育儿顾问要能够为用户创造价值。

育儿顾问能够拿到我们妈仔谷内部的体系认证以及外部的国家级职业认证，这就是一件很伟大的事，而在这个过程中育儿顾问进行了很长时间的积累，付出了很多的努力。育儿顾问在我们店铺首先得到组织的认可，你是可以为用户创造价值的人。其次得到用户的认可，你不是一个只会卖奶粉、卖货的营业员，你是有专业能力，可以为用户提供支持和帮助的专家，是能够为用户提供专业解决方案的老师。

刘磊： 所以对店员或者育儿顾问而言，这也是一种尊重。

彭云辉： 这种尊重对他们很重要，他们应该得到这样的尊重，并且这种尊重能够使他们在职业生涯中获得成就感，甚至幸福感。

刘磊： 如果用三组词来评价自己，您认为在员工心中您是什么样的老板？

彭云辉： 我觉得我是一个有强迫症的人，做事情有执念，不断去追求更好的未来。最近几年我越来越以这种强迫症要求自己。

刘磊： 他们会感受到？

彭云辉： 我觉得他们是感受得到的，况且节奏要求越来越快，效率越来越高，成果越来越显著。我认为大家还是要对效率有执念，因为我们处在价值链中间，这要求你必须高效，效率才是我们的生存发展之根本。所以我们所有的流程都在不断演化迭代，我们所取得的成果、方法、输出能力都在不断迭代，甚至我们将其很明确地列到了绩效优化的关键要素中，直接列入考核。

刘磊： 所以您对"效率"这两个字是有执念的？

彭云辉： 我对自己有要求，但这种要求能很快扩散到整个组织。之前是要求员工，现在更多的是要求自己。

刘磊： 这个区别是什么？

彭云辉： 要求自己，首先是从自己做起。

刘磊： 以身作则。

彭云辉： 第一个是对效率的认知，当你有认知的时候你会要求别人，当你对效率有领悟的时候你就会要求自己。我之前对效率的理解只是停留在认知层面，更深入的是你自己能做到，身体力行地去践行效率，这是两个不同的阶段。

刘磊： 这是强迫症？

彭云辉： 我认为是。我每个月都会直接接待店铺员工，让员工提出问题，这对我才重要。我有一个专门的笔记本记录他们提的问题，梳理出来再去落实，反而能推动我们整个组织的演化、完善，甚至效率更高。

用户满意度和用户价值创造是门店运营的基本逻辑

刘磊： 您怎么看今天整合过程中加盟店被割韭菜的现象？

彭云辉： 评估是不是所谓的割韭菜，首先，就它的组织建设来讲，它的起点是什么？体系是什么？动作是什么？能不能很好地做到一个小的业务单元难以完成的事，包括用完善的、成功的方法输出，用较为理性的经营框架去决策和经营你的店铺，有没有一群人带着你做，有没有组织体系很理性、有逻辑地推动店铺，推动创业者或者是加入者有较好的业务增长，这是关键。并且，聚焦当下母婴零售行业，它有没有基于用户需求去帮助店铺经营用户，这是一个店可持续增长的核心。

刘磊：有没有人质疑过妈仔谷门店赋能的模式？

彭云辉：肯定有。这也算我们以往经营中踩到的一个坑。刚开始的时候我们确实没有经验，那时考核不严格，有些加入者认为我们原来做独立模型的店很成功，于是照搬这种模式，结果往往经营不善。最后我认为所有加入妈仔谷体系的成员，包括店铺，都需要亲自面试。因为妈仔谷有成熟体系，认为加入妈仔谷以后就可以躺赢的加入者，我们基本上排除在外。

刘磊：就是您亲自把关？

彭云辉：对。加入者要有较好的学习能力。可以很明确地告诉你在这个过程中我们只是做了分工，你在前面把用户照顾好，我可以输出方式和方法，可以带教，可以提供资源，可以告诉你去做更有效率的事，但是我不能替代你，这是非常重要的。

所谓赋能是什么？你有需要，刚好我有，我能给，但是前提是你需要。就像学习，我有学习的渴望，有成长的渴望，有支持用户的渴望，这个是一个基本点。如果没有这些基本点，没有改变，他的店铺可能单店做到20多万元就无法提升，专业不能提升，业绩也就不能提升，用户规模也就扩大不了，如果学习能力弱，拓展用户、服务用户的能力就比较弱。

赋能体系是从我们中台拿到结果，测试在后台沉淀，再到前台不断去赋能和支持的过程。它是一个体系，需要积极响应，要去参与或者不断去修炼或者成长，这是非常重要的点。这是一个融合的过程，在这个融合过程中它就是一个齿轮，相互咬合才能正常运转，大家都要积极地朝一个目标去做，都不能掉链子，掉链子效率就会降低，整个运营就会遇到天花板。

刘磊：您认为什么是母婴店的标准化？在标准化方面您是怎么做的？

彭云辉：首先辩证地看待这个事。妈仔谷走过了标准化建设的两个阶段，第一个阶段是基于一家店铺基础建设的标准化。商品如何陈列，服务应该如何，用户进来的第一句话是什么，服务结束以后怎么做，我们跟用户的沟通是什么……它是基于一个规范的 SOP。

第二个阶段是在不断演化过程中，基于用户满意度的基本原则，逐步推演、设计妈仔谷所有的流程建设，第一个原则就是用户满意度和用户价值，所有的流程建设是在这个基本点上做框架，再在这个基础上做 SOP。比如，客户服务的标准化，今天我们只有一个概念，用户满不满意？是不是把用户的孩子当成自己的孩子看待？这成为我们非常重要的标准化的基本点。它的标准来自用户满意，给用户创造价值，把用户的孩子当成自己的孩子来看待，违背这个原则，就是不能做的，是底线也是红线，同样也是高压线。基于这样的准则，我们所有的服务都变得更加柔性。

我们的团队在第一阶段过分强调所谓的 SOP，以至于忽视用户的感受，最后发现我们做的用户并不满意，我们的绩效、运营并没有得到改善，目标也没有实现，但员工的绩效还非常高，这就是一个悖论。

回过头来看，妈仔谷的初心是什么？基于这个初心来延展其后所有的流程。设计流程的时候有没有考虑用户？一切不以用户为基石的，都是没有价值和意义的。这就是很多标准很难执行下去的原因，我相信所有参与标准化动作的，要抛掉所谓的层次化，要更柔性，更基于人性。比如，我们的育儿顾问能很好地为用户提供解决方案，能得到用户的认同，唯一的标准就是用户，这就是妈仔谷在这个过程中间的标准。第一步不做，第二步就很难实施。做第一步是煎熬，做第二步才是绽放。这是我理解的两个不同阶段。

刘磊：大家都在谈数字化，您认为，今天数字化对于母婴店的本质逻辑究竟是什么？

彭云辉：我认为还是回归到用户满意度和用户价值创造这个最基本的逻辑，还是要基于用户在哪里我们就在哪里，用户有什么需求我们就响应什么需求。这里的关键在于企业的定位，满足哪些用户，响应哪些用户，有什么能力去支持和帮助这些用户，这个很重要。

所以就要有一定的取舍。数字化运营过程为我们做这个取舍提供了很多决策支持，因为没有配置数字化的体系是无法获得这些数据的，无法实施数字化部署。数字化实质是给我们赋能的。它是一种工具，借助这个工具可以提高我们的效率。它是一种理念，代表着我们可以多场景、多渠道满足用户的需求。它更是一个体系，它不是单一的点。它往往跟你的组织建设、流程、决策，甚至组织绩效高度关联，甚至你在组织建设中间要有意识地去培养组织人才，梳理这方面的流程，不断去打磨成功的经验，更好地去做决策。所以这三个维度相结合，能够提高我们的效率。

刘磊：您能进一步说一下数字决策和理性决策的特点吗？

彭云辉：经营中，你首先要找关键要素、关键节点。不同阶段企业的关键要素和关键节点是不一样的，是不断变化的。要在这个关键要素和关键节点上做数字化建设，保持一定的觉察力去洞见这个可能性。我们不可能长期依靠感性决策，更多的是有感性的觉察更有理性的验证。

刘磊：有具体的一些案例或者方法吗？

彭云辉：比如商品，商品是大家更容易获取数据的。我们的商品有很明确的分层结构，比如价格带，产品线的分级管理，还有不同渠道、不同商品、不同用户，我们去做不同的投资，甚至不断地去做策略测试，这些要素真的是在变化，但我们在不断的变化中成长，越来越接近那个真相，这是我们的挑战也是我们的成就感。

商品跟用户的匹配，用户是分层的，也是分圈的。分圈代表着不同的场景，甚至不同圈的用户都有一定的边界和自我价值感在里面。基于我们的用户，其流量的入口，哪些对我们来讲是有效率的，我们要用什么类型的策略去满足它，它的关键要素和关键点又在哪里，你不可能全部满足，我们就需要不断去优化，去找到最有效率、最关键和最核心的部分，我们在哪个渠道能够获得最高效的成果，我们就可以在哪个渠道去响应消费者的需求，这是一个不断积累的过程。

反推回来，我们用什么类型的商品或服务这又是一个过程，它是一个不断优化迭代的过程，有可能你洞见到抽象关键要素，然后梳理成最核心的关键要素还要根据自己的能力，组织资源匹配度等来实施，往往你只能部署未来一段时间的事和安排你有能力做到的事，这个要结合来做。

刘磊：验证它的是商品的周转效率还是其他的一些指标？

彭云辉：周转效率是一方面，还包括用户的复购、生命周期的长度、整体产值的变化、用户数量的变化等。

刘磊：您的这个决策逻辑里面有多少个要素，或者有多少个关键指标？有一个大概的数据吗？

彭云辉：我这里可能就四五个，往下拆解的话每个岗位的关键指标又不同，它是一个协同的载体。

刘磊：可不可以理解为商品这个类别可能有几十个，甚至更多的决策依据。

彭云辉：不同岗位的关键节点是不一样的，我们的组织要对关键要素做很明确的拆解，并且要将这种拆解协同。

刘磊：所以回到您说的研究型这个概念，每个人在看很多指标，最终形成一个相对协同的合力？

彭云辉：差不多。只是说某一个岗位某几个指标，因为毕竟视野有限，你不能给员工设定太多目标，他做不到，但是整个协同就多了。但结果性指标变化能够看到引领性指标和具体策略动作的变化对整个结果性指标的影响，而这个框架要素，是需要我们逐步去建模，需要去测试策略的。

刘磊：未来的 3~5 年，您认为中国的母婴零售会发生什么样的变化？中小母婴店又该怎么活下去？

彭云辉：第一个是趋势，一定是从分散往集中发展，这是未来非常重要的部分。同时，未来是多样化的，用户也是多样化的，所有的母婴从业者、创业者要重视用户价值创造，让用户选择你。当你有能力满足用户时就具备了生存空间，所以也不要过于焦虑。

刘磊：还是要把自己的用户经营好？

彭云辉：对，当你觉得一个人很难做到的时候你就要去拥抱，资源、组织各个层面不够的话，你需要向团队取长补短。

刘磊：未来的 3~5 年，妈仔谷的未来如何？有哪些新的模式会去探索？

彭云辉：还是做好根本点的事，不需要去做更多的探索，我们只是顺应。我还是回归那句话，用户需求在哪里我们就在哪里，我们去探索如何更高效地满足用户需求，更高效地去为用户创造价值，同时，更多地去完善这个平台，为更多的创业者提供更好的土壤和机会。

访谈总结

2020 年 9 月在一次品牌会议上跟彭总相识，此后了解到其用户思维、供应链建设、数字化赋能、门店赋能模式以及逆势扩张等信息，为他的坚守和创新点赞。在 2023 年 10 月的《精耕者》访谈第一季中，我们更加深入地进行了沟通交流。他洞察深刻，用户、赋能和体系是他说得较为频繁的词汇，相关访谈视频也很受关注。

2005 年，彭总发现，初为父母，有很多需求未被满足，尤其是这种专业的母婴需求。于是，妈仔谷诞生了。入行近 20 载，妈仔谷为无数新生儿家庭提供了专业支持，成为众多宝宝成长路上的重要见证者。彭总靠着敏锐的商业嗅觉和独到的眼光，自创办第一家店起就搭建了管理后台，率先在国内采用全供应链战略管理工具，已创造了 18 个营业模型，练就了一套独属于自己的商业模式与经营理念。

　　不仅如此，彭总一直坚持将自己丰富的经验复制、提供给更多需要的人。他用"支持"作为自己创业过程中最重要的关键词之一，支持用户、支持店员、支持团队、支持更多的人得到同样的结果。创业不仅是自我创造和自我沉淀的过程，更是需要支持他人和团队的过程。因为自己淋过雨，所以想为更多人撑伞，通过支持，妈仔谷团队能够共同成长并取得成果，进而为消费者创造价值。在彭总的带领下，妈仔谷已成为不少创业者的逐梦平台。

　　聚焦妈仔谷的发展内核，用户是所有事项唯一的评判标准，一切不以用户为基石，都是没有价值和意义的。而为用户、店员及团队创造价值则是店铺向前发展的内生动力。其中，效率又与价值相伴相生，既要感性地看待用户，提供支持和帮助，同时也要清晰地理解生意结构，提高各个环节的效率。不管是前端、中台还是数字化，店铺身处价值链中间，效率始终是生存发展之根本。用户、价值和效率成为妈仔谷店铺经营的最基本逻辑。

　　在本书定稿之际，妈仔谷、绿臣贸易和广东123专业母婴已联手拓展广西市场，积极整合扩张，追求更大的发展。

海南健瑞儿集团总裁伍苏科

全力降本增效，坚守长期主义经营策略

📋 精耕者语录

◎ 从饿死胆小的、撑死胆大的初级阶段，到进入精耕细作的进阶
阶段。

◎ 对于年轻员工要大胆用、给空间。

◎ 数字化降本增效很重要的一点是，解放门店经营者日常事务的
精力。

👤 精耕者简介

伍苏科 健瑞儿集团（海南）有限公司总裁，20 年母婴精耕
者。起步于海南，不忘初心，始终以用户为先，坚持坚韧，兢兢
业业打造高品质，一站式母婴平台。健瑞儿集团创立于 2006 年，
是一家综合型母婴服务集团企业，经过 17 年发展，已累计服务
超过 200 万名会员，管理门店 200 家，业务范围涵盖母婴连锁零售、
月嫂家政、产康美体、跨境贸易、免税电商、科技服务等多个领域。
近年来，健瑞儿集团制定了信息化、数字化、智能化三步走的数
字生态发展战略，通过保持每年高额信息化资源投入，不断引进

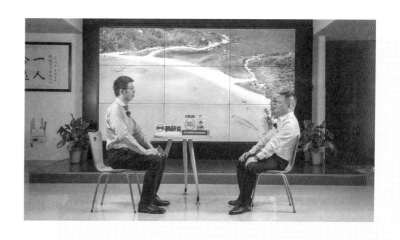

◎ 访谈地点：中国·海口

📷 访谈时间：2023 年 10 月 9 日

先进系统与信息化手段，建设业务中台和数据中台，全面提高企业运营效率，切实把握了数字化转型机遇。

在婴童智库＆奶粉智库 2024 年 4 月举办的第二届中国奶粉品牌节、第二届中国羊奶粉品牌节上，健瑞儿获得"中国母婴渠道优秀品牌奖"荣誉奖项。

创业需要坚持、坚守、坚定

刘磊：伍总好，您认为健瑞儿是一家什么样的企业？核心竞争力是什么？

伍苏科：健瑞儿是一家极具感恩之情和社会责任感的企业。对内部而言，属于员工大众的创业平台；对于消费者而言，是他身边的育儿专家。核心竞争力是我们所有团队上下同心、同欲同行。

刘磊：回顾创业历程，您会用哪 3 ~ 5 个词概括？

伍苏科：首先是坚持，坚持我们的创业初衷。其次是坚守，坚守行业的本质——商品和服务。最后是坚定，坚定行业发展的信念。

刘磊：如何理解您用"坚定"这个词评价当前的信念？

伍苏科：母婴行业，无论怎么变迁，它一定会有很好的前景，这是我一直以来坚定的信念。

刘磊：回顾创业历程，能否谈一谈您的心路历程，有什么让人印象深刻的吗？怎么克服和应对的？

伍苏科：心路历程是酸甜苦辣都有，每个阶段都会有不一样的感受，成就感和价值感应该是最大的感受。至于如何应对，我认为，只要跟团队在一起就一定能克服各种困难，也一定能解决各类问题。

刘磊：有没有一两件事情让您记忆犹新，当时您认为特别困难，然后熬过来了？

伍苏科：最困难的阶段，我认为是 2010 年。在我们公司经营本就很困难的情况下，在亏损阶段碰到了百年一遇的文昌水灾，当时整个县城都被淹了，我们的两家店也一样，而且洪灾时正值国庆节前夕。

因为国庆节要搞促销，我们备了很多货，主要是奶粉、纸尿裤，准备国庆节大干一场，结果全被淹了，雪上加霜的形容都算是比较好的了，那相当于是挣扎在生死线上还被人家推下悬崖的感觉，损失非常惨重。怎么办？我们就和团队一起讨论，重新整理。因为奶粉是真空包装的，其实很多还是好的，但对于我们而言，商品是核心，万一哪一罐被污染了，然后被哪个顾客的小孩食用了呢？可能当时不会有太大的问题，但我们不能存有侥幸心理，哪怕倒了这几十万的奶粉，哪怕这几十万全部损失，也不能让一个小朋友身体有被伤害的可能。我们就当着顾客的面，在店门口一罐一罐拆开倒掉。

但当时那种困难怎么熬过去？面临这样的现实问题，团队又一起讨论，通宵达旦。然后说，"没关系，我们一起克服困难"。洪水一退，所有人都开始清理货架、店面、淤泥，清理完之后又重新想办法。当时我们极具责任感的行为赢得了顾客的信任和口碑，后来重新营业的时候顾客就非常信任我们，我们因此收到了相应的回馈，经营逐步好转，为后来的快速发展打下了基础。

刘磊：所以你们在困难中，真正地去克服了困难，而且体现了责任和大爱？

伍苏科：对，跟危机一样嘛，有危的时候，同样也有机会。对顾客要有绝对的责任感，对员工也要有绝对的责任感。就像我们工资都发不出来的时候，借钱也要给员工按时发工资。

刘磊：当初创业您为什么会选择母婴零售？

伍苏科：当时母婴行业是一个风口，我赶上了时代的红利。另外一个很重要的点是跟我的从业经历有关。我认为，母婴行业绝对不仅是一个简单的买卖生意，而是需要有极强的爱心、责任感，要具备这样的经营理念，才能做好。并且，母婴行业是一个极具专业性的细分领域。基于这两点，如果母婴零售我能做好的话，我相信其他所有行业自己都能做好。

刘磊：关于母婴连锁的经营，这几年有"主业上容易'踩坑'，副业上更容易'踩坑'"的说法。从您的角度看，您"踩"过"坑"没有？如何看待这样的"坑"？

伍苏科："坑"那肯定是"踩"过了，而且还不是一个两个，数不清。"踩坑"是不可避免的一件事，关键是在这个过程中我们要搞清楚，无论是多元化发展还是主业，我们的目的一定是让我们的主业发展得更稳健、更良性。把这个目的搞清楚，我认为，副业无论"踩"不"踩坑"都不重要，只要能够对我们主业的发展起到促进作用。

我也经常讲，主业"踩坑"其实也不可避免，因为你很容易受到一些诱惑，比如，我想引进一个产品，这个产品好，毛利高，看起来很美好等，说不定你就扎进去了，但是一扎进去就会发现可能不是那么回事，可能会导致你的库存积压或者顾客不认可等，这是一种"坑"。我们引入这个产品的目的是什么？这一定要清楚，清楚了就可以尽量避免"踩坑"或者减少损失。

刘磊：所以可以理解为"吃一堑，长一智"？

伍苏科：是的。

刘磊：如果用三个词来评价，您觉得您在员工心目中的印象如何？

伍苏科：真诚、务实、责任感，这个应该是他们最主要的评价。

刘磊：为什么是这样的评价？

伍苏科：这跟我的成长经历、创业经历有一定关系，我做人的第一信条就是真诚为上，我觉得与人打交道，真诚一定是通往成功的不二法门，因为容易得到别人的帮助。而我也是从最基层干起来的，所以很能够理解和体会工作的一些情况，会让自己更加低调，所谓"高调做事，低调做人"。还有一个就是要设身处地地为员工着想、考虑，就一定能得到别人认可。

门店是经营事业还是生意？

刘磊：关于门店经营和发展，您今年思考最多的是什么？

伍苏科：这两年压力相对比较大，所以我考虑得最多的是如何保障股东和团队的利益，如何能够更稳定。而从公司发展的角度，更多的是思考怎么链接好我们的会员，如何让我们企业的经营发展更良性。

刘磊：您曾经说"母婴店经营的关键是产品要选对，用户经营要到位"，那在当前严峻的内卷环境之下，您认为产品还能选对吗？怎么去选产品？

伍苏科：肯定能选到也能选对。要看品牌方的经营价值观，是属于做事业还是只是做生意？符不符合长期主义？符不符合渠道方的一些核心利益？这个是要着重考虑的。

刘磊：您刚才讲做事业还是做生意，这个区别是什么？

伍苏科：事业，它一定是有长期的规划和考虑。生意的话，不会考虑那么长远，就考虑短时间如何盈利，这就不符合利益链的本质，也不符合我们的选品标准。

刘磊：那您怎么看待今天奶粉品类在母婴店的占比超过 50% 甚至 60% 的问题？品类占比过高，但毛利率相对偏低。

伍苏科：我认为，在这个阶段是正常的，50% 也好，60% 也好，甚至是 80% 也好，都比较正常。这取决于每个渠道对经营的规划或者不同的经营方式。

刘磊：差异是什么呢？

伍苏科：这跟占比大小没关系，跟额度和规模有关系。比如，这个店销售额 100 万元，奶粉可能会销售 80 万元，占比 80%。看起来这个品类很高，但是如果换成另外一个店，销售只有 20 万元，奶粉占比 50%，占比相对良性，数据比较好。但是如果将这两个店对比的话？

刘磊：可能 100 万元的会好。

伍苏科：对，他可能把奶粉这个品类做到了极致，让所有的顾客都在他这里买奶粉。其他品类可能做得不是很好，但是他将顾客锁住了之后，其生意份额自然而然会有一定的增长。

刘磊：目前，羊奶粉在您的门店奶粉占比大概是多少？您如何看待羊奶粉品类的发展？

伍苏科：目前我们占比还不算太高，10%~20% 吧。羊奶粉的发展我认为还会有一定的增长，特别是我们海南，比较热，加上现在越来越多的宝宝有敏感、腹泻等体征。而羊奶小分子结构、低致敏、不上火，这个特点很符合需求。所以，它在海南市场的占比相对来讲会有一定的增长。

刘磊：所以您很欢迎羊奶粉企业到海南加大投入？

伍苏科：对，这也是我为什么说绝对不能只做一个羊奶粉品牌，但是一定要有拳头产品。

企业经营都知道一句话，"成行成市"。要想做好羊奶粉品类，单靠一两个奶粉品牌形成不了那么浓厚的氛围。需要产品矩阵把整个市场的氛围营造起来，顾客的注意力才会随之增加。

刘磊：母婴行业已经进入一个重要的拐点，您认为在母婴店，商品、数字化、会员服务、运营能力、人才打造这五个维度的重要性排序应该是怎样的？为什么？

伍苏科： 这五个确实都是非常重要的，如果非要排序的话，商品一定是排在第一位的，因为它是本质需求、核心需求。其次就是运营能力，再次是我们的会员服务，复次是数字化，最后一个是人才打造。

都知道会员服务是很重要的一个业务基础，数字化是工具手段，人才打造是企业持续发展的营养来源。但是所有的这一切都需要有好的运营能力，才能让它发挥更好的效率和效益。

刘磊： 很多门店都在说"顾客在哪里，我们就在哪里"，您觉得母婴店真正做好"在哪里"这个问题的关键是什么？

伍苏科： 比如，打鱼那个渔网，多线相交的地方就是网点，跟我们与顾客的链接网点其实是一致的。网点越多，说明我们网的密度越大，顾客的感知也就越大。从这个层面来讲，我们跟顾客接触的点越多，顾客的服务需求就会越高，机会点就会越大。回到现实，就是我们接下来做的渠道全域化，围绕顾客在哪里，我们就要在哪里去做建设，顾客碎片化，我们也碎片化。

刘磊： 做渠道的全域化，更多地去触达消费者。这两年市场变化非常快，为了更好地应对市场，健瑞儿近两年有哪些大动作？

伍苏科： 主要是两方面，我们在两年前就已经开始布局。第一个是品类延伸，围绕我们的目标群体、核心会员，增加家庭消费品。第二个是自有品牌，OEM产品就是我们自有的一些品牌。这样做的主要目的，一是用家庭消费品弥补人口出生率下降所造成的销售额、销售量的下降。二是自有产品不是为了取代我们现在合作的一些产品、品牌，而是为了适应消费者的方式、习惯。现在我们的会员在线上时间比较多，我们要在线上做一系列动作的话，只靠合作品牌局限性很大。

比如我要开抖音小店，如果不是我们的自主品牌就需要得到品牌方的授权，而且抖音小店也有要求和标准，不一定每个产品都能上架。就算上架了之后，我要在上面做一些动作也有很多限制，效果甚微。不得已，我们做了几个小品类自有品牌的产品。我们线上发展得比较好也是基于这一点。

刘磊： 我们注意到健瑞儿今年上半年的同比利润增长了不少，您是做了哪些调整和优化？

伍苏科： 主要在三个方面。第一，我们今年重构了商品品类，把以前的 8 大品类拆分成了 21 个品类。即顾客可以重复消费的品类是 21 个，当然这也要根据宝宝的月龄段决定。

第二，数字化工具的开发和应用，提高了我们的客单并降低了成本。工具化的应用缩短了很多工作流程和环节，这些环节就是成本。比如，通过线上知识云这个平台，对员工的培训就不需要像以前一样每个月组织一场大会议，把大家从全省各地召集回来做培训，这个过程中食宿、交通、时间等都是很大的成本。通过数字化工具，跟上年同比测算，我们一年至少能节省一两百万元的费用。这只是培训这一项，其他很多方面通过数字化工具的运用也得到了大幅提升。

第三，加大了人效考核。我们从来不考核坪效，因为我们的门店面积不大，基本在 200 平方米左右，所有的商品比较标准化。核心变量在于人，所以我们核心考核人效。通过工具的应用，人效方面能得到更好的提升，所以加大了人效考核。即低效的人员就会得到优化，在这个层面我们的成本也在下降。

所以综合这三方面，核心还是增效。

健瑞儿的"三驾马车"

刘磊： 过去健瑞儿的发展，我听说是得益于健瑞儿的"三驾马车"这个概念，您能讲讲这"三驾马车"吗？

伍苏科： "三驾马车"第一是数字信息化，这是工具方面。第二是推广品牌化，需要有自己的推广能力。不能只靠品牌方、合作伙伴来给我们做推广、做相应的活动。我们自己也要有推广能力来形成相应的品牌效应。第三是渠道全域化，就是要秉承一点，顾客在哪儿，我们就要在哪儿去做网点建设。这个网点不一定是销售网点，可以是服务网点，也就是我们跟顾客链接的触点。

刘磊：这两年大家都在提数字化，您认为数字化在母婴店经营过程中的本质逻辑到底是什么？

伍苏科：就是提高效率和效益。我们以前传统的做法都是靠人，现在不同，虽然我们还是需要靠人去做这个事情，但是效率和效益很重要。因为数字化的工具具有这种模块化、标准化、针对性、高效性的特点。模块化和标准化能够解决我们人为管理过程中的一致性问题，高效性和针对性能解决效益的最大化问题。

刘磊：健瑞儿的数字化已经发展到什么阶段？

伍苏科：目前，我们已经进入初步应用阶段，第一阶段的目标基本实现了 70% 左右。

刘磊：健瑞儿如何通过数字化为门店降本增效？

伍苏科：首先，数字化很重要的一点是解放了门店经营者处理日常事务的精力。比如库存管理、存货管理，通过人工，易做错、耗时长，但通过信息化工具匹配后，经营者就有更多的时间和精力投入核心市场的业务和目标经营。

比如我们内部开发了一个"薪算盘"，员工的提成、销售、产出、各项目标完成率等，这上面都可以查询。以前都是需要店长来算，来总结，来分析，告诉员工进度，而现在通过工具，员工登录工号就可以看到其各项指标考核有多少，甚至包括他的提成已经拿了多少，离目标还剩多少，应该怎么做，做到什么程度，一应俱全。

刘磊：健瑞儿的先富计划是什么？

伍苏科：我们的先富计划其实就是让门店的核心团队，比如店长、老员工、育儿专家，或者核心店助这样的核心成员成为发展股东，意思就是当门店股东。

因为我们每个门店都是独立核算，即他就是门店的老板，跟公司共享门店经营的果实。

刘磊： 有哪些团队激励的经验可以给大家分享？

伍苏科： 健瑞儿的激励核心主要是两个方面：一个是事业激励；另一个是职业激励。这是两条线，事业线和职业线，不冲突。

事业激励就相当于门店的入股，股份制。比如店长想要享受更多的经营果实，他出资了，参与了经营、筹建……总而言之，他对这个门店有贡献，那他就有事业方面的激励，事业激励跟他的岗位大小无关。

但职业激励跟员工的岗位大小和能力是相关的。我们管理层最早的时候也是从一线出来的。我们的考核是季度小考，半年中考，全年大考，这个机制可以让员工在职业层面有很好的发展，这是一个通道，按我们的标准你过关了，半年中考很优秀，那你就可以晋升。从这个层面来讲，事业平台可以给员工带来投资分红，职业平台可以给员工带来在职分红，也就是我们所说的年终激励。不同的岗位激励范围不同，职务越高，年终激励额度就越高、越大。

刘磊： 现在很多母婴店都面临一个问题：对员工要求高的时候，员工就走了；对员工要求低的时候，员工又成长不起来，事儿也做不好。那么在这个过程中，您觉得怎样实现对店员要求高，执行力强，业绩还好？

伍苏科： 这跟公司的整个机制有关。我们公司核心价值观是感恩和分享，感恩所有伙伴的付出，所以我们愿意把创造的果实与大家分享。我们每个店独立核算，店长是这个店的股东，核心员工也是股东，我对他们高要求是为了让他们能够创造或是收到更好、更高的收益。在这样的情况下，他一定会努力去做。

我们这个机制就是自动自发、自主经营、自主创收。你想得到多少由自己决定。我们每年制定业绩目标时，首先是让各经营者或各店长自己定，根据明年的收益目标再反观你的业务、业绩应该做到多少，这样就能很好地实现平衡。

刘磊：这几年我们会引进很多年轻员工，我发现他们可能会将"社恐"这样的词挂在嘴边。健瑞儿有没有这种情况，怎么激励和引导一群所谓的"社恐"员工？

伍苏科：有的，"社恐"这个词，这几年经常有刚毕业的大学生说。我第一次听到的时候很惊讶，并不太明白其含义，心想还有这个词吗？但我觉得它本质上不是真正的社交恐惧，而是现在的年轻人不愿意进行无效社交，不喜欢去应付。他觉得对你无感，直接就不理你了，我也不管你对我评价如何，反正一句话："我有社交恐惧症。"

这是一种社会现象，但对我们行业来说是更困难了，为什么？因为现在我们这个行业急需大量的年轻人、新鲜血液加入，才能更好地服务好我们的会员。后面我们经过摸索，我们所有机制设定就围绕自动自发、自主经营这样的理念设置。我们每年都会去海南高校招聘毕业生做管培生，目前也取得了很多成绩。总部很多伙伴都是当初的管培生。我们解决的一个核心点是：大胆用，给空间。

并没有像以前那种传统式的培养，在基层先做几个月，熟悉了之后，再去定岗。现在很多年轻人不喜欢花那么多时间一步一个脚印走，他们认为这是一种很低效或者是无价值的过程。那我们有平台——线上知识云平台，里面包括了企业文化、所有岗位的要求和培训等。我给你个工号，你自己去学就可以，我只告诉你什么时候进入岗位，比如1个月进入什么岗位，3个月进入什么岗位。这个时候他们就很有期待感，而我们也不用过多盯着、干涉他们，他们做得开心、有价值也有成就感，对未来也有期待感。所以我认为"社恐"只是一个表面的搪塞用词。

刘磊：您经历了过去的超级繁华，也经受着今天行业的严峻内卷，您有没有落差感？是怎么应对的？

伍苏科：并没有，只能说目前对我们从业者的要求和压力可能比以前高了很多。在这个层面，我觉得没什么太多需要去应对的地方，因为每个阶段一定会遇到每个阶段所面临的一些环境变化所产生的问题。你把它看成自然而然的事，你就不会有落差感，也不会有其他的想法。就我们行业来讲，我认为，目前才是真正进入我们所说的专业性，或者更加需要从业者的本心、遵循我们商业本质的阶段，只要付出即可。

刘磊：可以理解为发展的过程就是解决一个个问题的过程。

伍苏科：是的。因为从我们整体的发展逻辑来讲，那时候我们也经历过最困难的阶段，面临过生死存亡，也发展到每年不断翻番的势头，到现在进入一个比较稳健的阶段。其实，每个阶段你都可以看成繁华，只要是能够有好的发展，在往上走，我就认为属于一个繁华时代。

市场分分合合，核心是守住本质，顺势而行

刘磊：未来的 3 ~ 5 年，您认为中国母婴零售会发生什么样的变化？中小母婴店该怎么活下去？

伍苏科：渠道端，我觉得分分合合可能会成为常态。产品端，产品的集中化可能会越来越明显，数量可能相应地会越来越少，少到一定的范围。结构上，我认为，家庭化品类延伸和产品的精致化是必不可少的。形态上，顾客的体验感和相应的配送或者是专业的服务可能会得到进一步完善。市场上，我认为内卷会越来越严重，竞争也会越来越残酷。中小企业怎么活下去？很核心的一点就是守住本质，顺势而行。

刘磊：这个本质是什么？

伍苏科：就是我们给顾客提供的核心需求到底是什么？这个很重要。而我认为顾客的核心需求就是商品和服务。

刘磊：那么在未来的 3 ~ 5 年，您认为健瑞儿发展如何？有哪些新的模式会去探索？

伍苏科：其实我不断地畅想，因为这也涉及未来的规划。未来 3 ~ 5 年，我认为，健瑞儿应该成为我们海南本地生活的综合性服务平台，也是我们大众创业的一个首选乐园。未来，我们会从产品层面和市场形态层面去做探索。

刘磊：近两年我们发现很多门店都在参考 7-11 的模式，您认为 7-11 的内核是什么？

伍苏科：的确。简单来说就是让消费者的需求随时随地、及时得到满足，这是核心。

刘磊：健瑞儿在这一过程中有没有跟 7-11 类似的地方？

伍苏科：有的，因为我们也去日本学习了物流和前台运营。其信息化管理非常发达，后台通过数据分析，一箱货从出库、路途中就已经知道要摆到哪个店、哪一节货架、哪一层上面。他们的信息化集中程度非常高，效率和效益能得到大幅提升。所以这也是我们这几年大力发展数字信息化的一个原因。

刘磊：目前，行业的整合如火如荼，您如何看现在的直营、加盟、整合等多种模式？未来发展机会又是什么？

伍苏科：其实我们最早也考虑过整合和加盟这些模式，都有思考，也有准备。但我发现，纯粹的这种加盟和简单的门店整合不是很符合我们的发展理念。

我们有另外一种模式——联营店模式。这种联营店在管理和经营上，跟我们直营店其实是一样的，人、财、物都是由我们管理。唯一的不同点就是投资，我们没有出资，这个情况跟托管店又有一定的区别。托管店相当于店是你的，但全部交给我去管理，是这种性质。但我们联营店的模式是，我可以不出资，但我跟你是共同经营。

我们会找当地有意向的老板，会去做评估，大家是通过双向意向来确定这个事情，不是只看我们品牌或只看我们直营店做得好，就盲目地跟我合作，也不是你有资金、有铺面就行，只要没有风险就可以。首先是考察双方在经营资源互补上能不能做到"1+1 > 2"这样的效果。所以我们目前联营店的发展也非常好。要快速盈利，可能不太现实，但是稳和经营良性，一定是可以做到。

刘磊： 其实当前还真不适宜快。

伍苏科： 对，我们这个行业目前刚进入比较正常的发展阶段。以前我认为不是一种正常的发展，它只是一种饿死胆小的、撑死胆大的初级阶段。现在进入了一个精耕细作的进阶阶段。这个时候更加需要我们后台的这种专业力量来支撑前台，所以快反而容易出现问题。

刘磊： 今年如果用三句话来表达健瑞儿的发展重点，那么这三句话应该是什么？

伍苏科： 首先，我们今年规划的核心思想或者方向就是全力降本增效，以要利润为核心。其次，是提高我们的单客经济，强化数字赋能。最后，是推进我们的家庭消费，创新我们的营销矩阵。

访谈总结

我 2013 年做市场总监的时候，就听说了海南健瑞儿的名字，此后我在 2018 年登门拜访，了解了海南母婴渠道的特点，健瑞儿的优势，品类的经营等，获益良多。此后我也多次和伍总同台分享交流，对健瑞儿的经营能力和务实的经营理念记忆犹新。在 2023 年 10 月的《精耕者》访谈第一季中，我们更加深入地进行了沟通交流。他的观点深刻，经营务实，有爱与担当，相关访谈视频也很受关注。

聚焦门店经营，伍总始终将其当作一项事业而非生意。生意会贪图短期利益，但事业需要长远布局。他是这样经营门店的，也是这样寻找合作伙伴的。就像最早的起步，如果不是真心将母婴行业、门店经营当作事业，对用户负责，是不可能日积月累，收获消费者的认可和忠诚的。伍总对员工也是初心如磐，"大胆用，给空间""自动自发、自主经营、自主创收"，其开放、包容、成果共享的理念给了年轻人更多的自主选择，而这也是健瑞儿集团致力于发展成海南本地生活的综合性服务平台和大众创业首选乐园的底气所在。

在变化中谋生存，在生存中求发展，伍总深刻洞悉市场变化，较早布局了健瑞儿的数字信息化、推广品牌化、渠道全域化"三驾马车"，并带领公司在严峻的市场中一路狂奔。从采访中我们看到了他作为企业家对事业的决心和韧劲，也看到了他作为母婴精耕者对用户的坚持和用心。正如伍总所说，"母婴行业，无论怎么变迁，它一定是有很好的前景"。随着母婴行业逐渐进入精耕细作的进阶阶段，相信在众多母婴精耕者的努力之下，中国的母婴行业将进一步迈向高质量发展阶段。

海南南国宝宝创始人刘江文

未来是专业选手的竞争

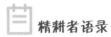

精耕者语录

◎ 做宽度的同时更应该做深度，精耕单客是应对一切不确定性的最好方法。

◎ 走老路到不了新地方。思想不变，没有未来；思想一变，机会一片。

◎ 付费会员模式的前提条件是前期付费，利润前置、服务后置才是正确逻辑。

精耕者简介

刘江文　南国宝宝创始人、宝贝天下发起人，20 年母婴精耕者。海南南国宝宝创立于 2016 年，具有以高端会员俱乐部、星孕汇、公益潮妈社群、24 小时营业为主的特色创新服务模式，是集 0～6 岁婴幼儿食品、保健品、婴儿用品等于一体的专业连锁机构。公司创立之初就采用了"子公司"商业模式，充分整合各地的优质资源与人才团队资源，通过"先下游、后上游，先员工、后股东"的利他经营思想，实现各方利益命运一体化。2022 年 9 月，南国宝宝等系统发起成立宝贝天下，打造自有产品共建平台，夯实供应链体系，创新合作模式，开启了母婴渠道的全国整合扩张之路。

在婴童智库＆奶粉智库2024年4月举办的第二届中国奶粉品牌节、第二届中国羊奶粉品牌节上，宝贝天下获得"中国母婴渠道品牌标杆奖"荣誉奖项。

思考是每个角色、每个阶段都要做的事情

刘磊：您如何定义南国宝宝？它的核心竞争力是什么？

刘江文：南国宝宝是一家专为跨越母婴寒冬而生的企业，它诞生于2016年，正处于母婴行业的饱和期，前身是代理商。我们在发展得最好的时候就在思考，未来的发展方向，要么往上转型，要么往下转型，留在中间，可能会成为夹心饼干，未来的价值会越来越小。因为品牌端越来越集中，渠道端也越来越集中，厂商结合是必然的，在这种情况下我们就要转型。但向上，我们没有太多资源，也不具备太多条件，我们就考虑往下走，做渠道这块的整合。所以我们是母婴行业发展到饱和阶段，同时也是代理商发展到这个需要转型的阶段之后的一个必然产物。

刘磊：我注意到您2003年就已经进入这个行业，在这20年里，从职业经理人到创业者，您能用3~5个词概括一下心路历程吗？

刘江文：在做职业经理人的阶段，虽然我们是在为企业打工，但我们首先应该具备一个老板的思想、创业者的思想。其次要爱思考，爱琢磨。创业之后，我们更应该顺势而为，做对的事情。同时要保持好的价值观和理念，坚持用利他的经营思想去和客户合作。最后，坚持到底。尤其是创业，未来的路都是不清晰的，经历一些困难和问题的时候不能轻言放弃。

刘磊：从入行到今天，您经历了不同职业和角色的转换，您是如何完成自己的进阶和蜕变的？

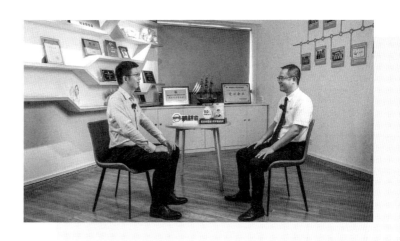

访谈地点：中国·海口

访谈时间：2023 年 10 月 10 日

刘江文：我自己的从业时间有 25 年，在母婴行业 20 年，但不管是哪一份工作，有些内容始终没有变。第一是努力，必须要勤奋。第二是思考，思考非常重要。基层员工、管理者、企业负责人都离不开思考。第三，初心很重要，要有一种利他的思想，一种善良之心。未来做什么，怎么做，这个是不确定的，根据环境的变化我们顺势而为，但是我们要坚守自己的初心，以不变应万变。

刘磊：可以理解为，只有加强自己内功的修炼，才能在这种充满不确定性的情况下去应对更多的不确定性。

刘江文：对，就是价值观、理念还有自己的本能，这个不能变。同时要坚守我们的初心，保持优秀、善良的一面，然后不断学习外界更多、更好的东西，向优秀者看齐。

刘磊：您觉得南国宝宝发展到今天，所取得的成绩是做了哪些关键的事？

刘江文：首先，我们的方向是对的。2016 年市场饱和的时候，我们想要继续发展，尤其是往下发展，选用的是整合的方式。其次，我们采取了正确的方式，用南国宝宝独创的子公司合伙人商业模式去推动整合发展。最后，是找对了人，我们的员工、团队尤其是初创合伙人，大家理念相同、信念坚定、团结一致。

刘磊：从代理商到母婴零售，再到渠道的整合，您都在关键时刻做对了一些关键的事情，您如何看待自己的这种前瞻性和商业直觉？

刘江文：我觉得做判断是依据我们的认知，对一件事情的看法决定我们的一些想法和最后的做法。我从事母婴行业 20 年，一直以来都有思考的习惯，我最大的爱好是散步，散步的同时去思考。作为企业负责人尤其离不开思考，通过学习，通过对行业现象的思考，形成自己的认知，来决定我们应该去做什么。

刘磊：讲到思考，我很想知道在今天的市场环境之下，您最近思考的关键问题是什么？

刘江文：主要是门店运营方面。就南国宝宝来讲，第一，未来要持续不断地提升我们的专业化水平，因为未来是专业选手的竞争。

第二，精耕单客经济。新生人口不可逆地下滑，客户也未必是越多越好，我们在做宽度的同时更应该做深度，所以精耕单客可能是应对一切不确定性的一种最好的方法。

第三，我们要持续不断地打造极致服务，因为企业最终比拼的是服务，不是商品，不是大家以为的低价。顾客会愿意为良好的感觉买单，而不是为很便宜的商品买单，商品只是载体，更多的要用服务去感化、感动和吸引顾客，我们要在零售行业把南国宝宝式的服务做成我们的代名词，这就是我们未来发展的希望。

刘磊：您觉得今天母婴零售负责人除了心态问题之外，还有哪些是需要他们去深思、反思的？

刘江文：母婴行业的现状非常不乐观、不理想。我去过很多企业，发现很多企业已经负毛利，甚至有些企业已经资不抵债，但在对外的时候还是表现得很健康。如果想要做出转变，以下两条建议可以作为参考。

第一，要解放思想，走老路到不了新地方。现在时代变了，一定要与时俱进，放不下过去，思想不变，没有未来，思想一变，机会一片。

第二，要放下眼前的利益，不要太急功近利，因为大多数人都是注重眼前、自私。如果我们按照大多数人的想法做，结果和下场也会跟大多数人一样被淘汰，但如果不甘于被淘汰，就要逆人性地思考问题，不能总是急功近利。

零售的尽头是整合和自有产品

刘磊：在零售经营过程中，您如何对商品、数字化、运营能力、人才以及会员服务这五个维度进行排序？为什么？

刘江文：第一是人才；第二是会员服务；第三是商品结构的打造；第四是数字化；第五是运营能力。这个顺序在我心目中是比较合适的。

首先，人才是我们公司的核心竞争力，从运营角度来讲，人才也占据第一位，人是创造一切的根本。其次，会员服务，企业其实最终比拼的就是服务。再次，商品，零售的本质是卖商品，商品质量必须过关。复次，数字化，这个是工具。我们要拥抱新的技术，给消费者提供更好的服务，数字化是必需的。最后，运营能力，它是全方位的。

刘磊：我了解到目前南国宝宝的综合毛利率还不错，在毛利率的提升方面您有哪些经验可以和大家分享？

刘江文：客观来讲，南国宝宝七八年来一直保持健康的发展，这得益于几个方面。

首先，我们坚定地向主推型渠道转型，并且始终在打造自己的主推能力。卖流通产品、卖不盈利的商品，如果没有主推的能力，那我们的毛利并不能得到提升。其次，要坚定不移地打造自有产品。再次，现在来看，区域专供的自有产品已经不是自有产品，我们要打造全国专供的自有产品，才能保证我们自有产品的优势所在。最后，要坚定不移地开发并服务付费会员。

刘磊：您怎么看目前奶粉在门店占比过高而毛利率持续下滑的问题，您觉得奶粉还值得母婴店重视吗？

刘江文：母婴店是中国独有的一种模式，最开始母婴店就是奶粉店，后来才慢慢发展了纸尿裤、棉品等品类，核心还是奶粉。有个观点是"无奶粉，不母婴"。如果母婴店都不卖奶粉了，这个母婴店还叫母婴店吗？

其所以是母婴店，我觉得还是离不开奶粉。虽然现在奶粉占比较高，出现这种情况不见得是好事，也不是未来发展方向，但是奶粉是一个刚需的母婴产品。由此可见，未来纸尿裤、营养品，甚至辅食等各方面也可以被刚需化，自然而然奶粉的占比就会下降。

除此之外，想把母婴店做好，奶粉这块必须要重视。首先从提升毛利率着手，你不能因为遇到一点阻碍，就转移阵地，这个想法是错的，如何把越来越不赚钱的奶粉变得有更加合理的利润，这才是我们要考虑的方向。要尊重规律、学习经验、明确方向，就是我一直所倡导的要转型，向主推型的渠道转型，并且还要打造自有产品，这样我相信门店的利益得到改善是迟早的事情。

刘磊：主推说起来很容易，但做起来好像很难，门店该如何提升这种技能？

刘江文：以前有更多的门店是平台型的，有些大品牌会去服务、赋能门店，帮助门店做销售，那时利润还不错，让很多门店形成了依赖性，放弃了这些主推能力，但在厂家保姆式服务以及比较好的利益结构之下，能得到很好的发展。现在情况则不同，流通产品一件代发，价格已经内卷得不再盈利，流通产品不赚钱。在这种情况下，如果我们还放弃主推能力，还依靠品牌，毛利率自然提升不了。所以，想要变成主推型门店，我觉得有三个方面值得考虑。

第一，主推转型的思想。负责人要意识到这个转型是必然的，只有主推才有希望，才有未来。认识到这个规律，坚定信心，坚定转型。

第二，要逐步培养主推能力。主推能力在思想资源的支撑下是可以培养的，方法论都可以学习，人才也可以招聘。比如我们自己总结的主推八部曲。

第三，是我们跟一线流通产品的捆绑要如何松绑的问题。大家要跟品牌方进行友好的合作和协商，这一定是双赢的，我们做主推之后未必会损害品牌方的利益，只不过是在投入方式上进行重新分配而已。

刘磊：您能具体讲一讲这"八部曲"吗？

刘江文：第一，把这个产品推广好，最重要的就是企业负责人，"一把手"工程要足够重视。

第二，门店要做好形象和陈列，最好的形象，最好的陈列、陈列面、广告位置等。

第三，给员工足够的提成，利益是重要方面。

第四，绩效考核，除了提成、奖励之外还有一些要靠考核，高任务、高目标，人人都有指标，千斤担子人人挑，从上到下都有任务，这样一来，销售量就能保证。

第五，要从上到下不断进行培训，比如业务能力的培训、产品知识的培训、销售技巧的培训等。

第六，活动推广能力，经常开展各种促销活动，通过千变万化的活动去吸引消费者购买。

第七，营销推广。活动促销是一种，此外还有推广、摆台、小型活动、大型活动、主题活动等。

第八，售后服务。从新顾客开始到后续续购全过程，一定要不断地对客户进行售后服务，主动去服务，去解决其问题，各方面都要做到位。

围绕这八个步骤，只要有长期主义、长远眼光，坚定不移地去推动，把一些想要主推的产品推好，问题就不大。

刘磊：这最终就可以形成品牌和渠道的有效协同。那您怎么看待羊奶粉品类的发展？

刘江文：羊奶粉品类我非常看好，也非常认可其发展，我们也是最早拥抱、积极推动的一员。因为羊奶确实在某些方面比牛奶粉具备优势，分子小，低致敏。但有人会提到羊奶粉未来是不是比牛奶粉更好呢？会一直发展下去吗？

从需求来讲，它肯定有这个价值，消费者有需求。从客观来看，产能能不能跟得上，成本具不具备优势等方面要综合评估。但总体而言，羊奶粉从开始的一个小品类、新品类，从几亿元到几十亿元、一百多亿元，我是看好它的成长的，我们也愿意推动这个品类的成长。

刘磊：2022年您提出了一个非常响亮的口号，"零售的尽头是整合和自有产品"，并且付诸实施至今，您为什么会有这样的思考和行动？

刘江文：确实，宝贝天下创立之初我就提出了这个口号，之所以提出来是基于对行业的思考、分析，我觉得母婴零售行业未来的发展关键在于两个方面。第一个要推动合作和整合；第二个要打造自有产品，只有这两点才能更好地为母婴零售找到出路。

为什么说零售尽头之一是整合呢？我们可以看其他零售行业，当发展到一定规模或一定阶段，它们最后都走向了集中化和整合。这是我发现的一个经营之道，发展方向和不可逆的趋势都是走向集中化。而在饱和时代，不是通过开店达到集中化和发展，而是通过合作整合实现。这是一个规律，大家应该遵从这个规律才能拥抱未来，更好地发展。

零售尽头之二是自有产品。零售行业没有哪个企业到最后是靠流通产品盈利，因为流通产品是为了引流，基本上不盈利，多出的一分利益都被竞争对手打下来，多一毛钱的好处，都会有新的入局者。说实话，靠流通产品赚钱并不容易，是红海，竞争非常激烈。所以想要保持企业健康、合理的利润空间，唯一的途径就是靠自有产品。我们也可以发现，很多零售行业自有产品的比例都不低，包括屈臣氏、7-11、罗森、Costco、沃尔玛等。很多其他品牌占的货架位置虽然很大，但实际上并不赚钱，而那些不起眼的自有产品才是其盈利的主要途径和工具。所以零售发展之后，你不打造自有产品，想要实现更好更健康的发展是非常困难的。

刘磊：您认为整合是集中化和规模化之下必然的产物，它为什么会比直营等方式更有效呢？

刘江文：企业想做大，第一种是通过直营开店，靠的是自身实力。第二种是通过合作跟别人抱团。企业发展初期，如果身处蓝海，直营是比较好的一个选择，依靠自身的实力做大，开店的人能赚钱。但到了极度饱和、充分竞争的时候，存量时代甚至减量时代，再通过开新店的方式，肯定不是最好的选择。存量、减量时代，最好的发展方式是整合，不是开店，不是直营。

刘磊：行业过去其实也不乏整合的案例，但很多整合都失败了。您认为今天宝贝天下的整合会成功的依据是什么？

刘江文：这里讲两点，我们一是南国宝宝的创始人；二是宝贝天下的发起人，整合都是我们的关键方向。

但南国宝宝的整合和宝贝天下的整合并不相同，南国宝宝是通过合伙人模式与海南市场的母婴同行抱团的一种商业模式，是零售门店的整合。宝贝天下是南国宝宝发起，联合全国头部类似直营系统的门店共建一个供应链、自有产品的平台，这是供应链方面的整合。

宝贝天下做了一年多，依然充满活力，想加入的人络绎不绝，并且加入的这些连锁系统的效益都得到很好的改善。为什么南国宝宝可以在渠道整合这块做得这么顺利？我觉得得益于我们的合伙人模式，利他的经营思想、合理的利益分配，主要原因有以下几点。

第一是我们抓准了供应链整合的核心关键点，即市场秩序。在市场秩序不能完全掌控的情况下，任何供应链平台最终的归宿都是可以想象的，过往的前辈，包括其他平台都给我们上了很多课，所以市场秩序是核心关键。宝贝天下的市场秩序一直是我们的立足之本，是初心，是最大的红利，也是不可触碰的红线。为了解决市场秩序问题，我们采取了一系列动作。只跟头部连锁合作，关键不在于数量多，而是一定要质量高。另外，从源头控制，没有加盟店，不做分销。再就是管控手段非常坚决，力度很到位。最后，平台合作的利益分配等各方面模式比较公平合理。

第二是盈利模式，因为很多供应链平台都是发起人通过平台去盈利，而我们的平台只是大家共建的一个工具、一个组织。我们所有共建的伙伴不是通过平台去获益，而是通过共建方、参与方旗下的门店效益得到极大改善，销售规模得到极大提升，所在市场得到更好整合所带来的好处。所以我们提出一个口号，"以少为多，客户做少，渠道做深，销量做大"。不是越多就越好，往往在很多情况下，多而有害，多而无益，多必有害。

所以我们一直摸索规律、尊重规律，循道而行，我相信会取得可观的收益。现在有很多有合作潜质、对口的渠道陆续加入，也得到了很多品牌方的支持。这对行业来讲是有利的事情，一起规范了市场，推动了行业的健康发展，上游、下游、消费者都是受益者。

刘磊：您讲到了利他，但人性很多时候是利己的。怎么看待这个利他？它有没有可能让人感觉是骗人的东西，南国宝宝提到利他思想有没有受到过他人的质疑？

刘江文：说利他，人人都会讲，人人也都会去想、去做，但真正做到就是很难。

对于广大消费者而言，对于员工甚至芸芸众生而言，人性都是自私的、贪婪的，这是本性。但是我们想对别人有帮助，能够脱颖而出，或者能够为社会上更多人承担一些责任使命，带领团队往前发展，那我们就不能按照常规的思路去实施。利他对于我们来说是逆人性的，对于别人来说其实是顺应人性的，很多事情要顺人性才能做好。正因为人性是贪婪而自私的，才需要我们反人性，才能得到更多人的认可和接受。

这些年伟大的企业总是凤毛麟角，但他们之所以能做得很成功，是因为他们都有一颗利他之心。包括我自己非常崇拜的精英——稻盛和夫、曹德旺、华为任正非等，他们的经营理念和思想散发着非常大的光芒，他们做了很多人做不到的事情，才成就很多企业无法企及的事业。利他很难，但不代表所有人都做不到。

所以企业最后比拼的是文化，而不是那些技巧，也不是一时一刻的成功与失败，我是利他思想的坚定支持者，是学习者，也是践行者。

刘磊：可以理解为利他像一个灯塔，一直照耀着我们前行的路？

刘江文：是的。

刘磊：您如何看待今天整合过程中割韭菜的现象，咱们南国宝宝和宝贝天下的整合怎么避免割韭菜？

刘江文：我分两个方面来解释和介绍。首先，我们广大的母婴从业者，百分之七八十都是比较分散的。对他们来讲，必须要改变，不改变没有出路。但是怎么去改变？那就在于选择。跟别人整合可能遇到两种情况：第一，遇到好的整合对象，自己得到更好的发展。第二，不去整合，勉强活着，整合以后死得更快，被别人割韭菜了。这是个两难的问题。

我面对这两个问题，第一点，即使被别人骗，我们也得改，因为不改就没有机会，要么等死，要么找死。去找出路，还有一点机会，原地踏步一定是没有机会的。第二点，为了减少被割韭菜的可能性，要选择一家合适的合作对象，最主要的是看企业文化，进行深入的调研，不要看眼前的利益和眼前的一些承诺等。

割韭菜确实有很多人在做，他们这样做就是为了坑蒙拐骗，用一些看起来比较吸引人的方案去跟别人合作，最后把别人利用了。这种企业的出发点、初衷是被人诟病的，是令人不齿的，没有为社会创造价值，不可能走得长远。

刘磊：所以这个方向整体趋势是对的，只是过程中可能有很多问题，但是我们要坚定地往前跑。

刘江文：对，行业推动整合是大势，必须遵循这一规律。但是谁去整合，谁能成功，就不得而知。需要看谁的企业文化正，谁的模式好。当然其中有很多搅局者，甚至有诈骗犯，但它不影响这个发展的潮流。

刘磊：所以您认为不管是不是你们，都一定要有人会实践这套模式？

刘江文：我希望一定要有人带动母婴行业健康发展，不一定是我们，我们作为参与者、见证者、推动者就可以。我们相信整合，也一直在努力整合别人，但实际上我们也从来不拒绝被别人整合。现在整合和被整合都是赢家，只有故步自封、不求上进、摆烂躺平这些才是我们要克服的问题。你被整合，难道不是成功吗？你被整合证明你有价值，别人愿意收购你，愿意参与你的股份，你加入一个更大的、有希望的平台，大家都是成功者。

合伙人平台或者整合，并不是谁把谁整合了，而是大家合作，你整合我，我整合你。每个人都是合伙人，进行合理的分工，各自负责擅长的板块。就像我们宝贝天下，我从来不觉得宝贝天下是我刘江文个人的，你把它变成个人的，没有人愿意为你工作。整合、被整合是一种合作关系，大家都是受益者，都是公平的。

刘磊：目前，母婴零售的变革其实还在加速，您觉得未来 3~5 年，中国的母婴零售渠道会如何发展？中小门店又将如何存活？

刘江文：首先，母婴行业大洗牌是必然的，未来二十几万家门店缩减至十万家左右是一个大概率事件。其次，除了大洗牌之外还会集中化，未来一定规模的连锁系统的连锁化率大概会超过 50%。最后，在集中化过程中可能会诞生一些优秀的头部连锁系统，可能有两三家的规模会超过 100 亿元。我指的是流水集中，财产统一，甚至股权统一的这种强关系的连锁系统。未来 5 年，很多的企业都会有希望。现在这些连锁系统百分之七八十都是零散状态，中小连锁未来的发展前途在哪里？我个人建议如下。

第一点，拥抱变化、解放思想、拥抱整合。故步自封怎么可能会有未来？第二点，思想和观念要更加坚定，不能受外界的影响。很多人经常会说，网红店、调理型门店或许是新的未来，思想容易波动。其实我觉得未来所谓调理型的门店，并不是一个中小店才能具备的特殊存在，形成规模的连锁系统，它不能做调理型的，只不过产品结构、服务方式做一些调整而已，这与单体店没有关系，你还是要走向集中化才有更好的出路。还有网红店，网红店是个性化的，红得了才能是网红，但不是所有人都能红。所以长久的发展还是靠实力、靠底气、靠专业取胜。

刘磊：网红店是不容易被复制的。

刘江文：连锁系统要想清楚，不能有太多不切实际的想法影响决策和对未来机会的把握。

刘磊：在目前的整合大潮之下，您对母婴店的经营者有什么样的建议？有哪些坑是不能踩的？

刘江文：急功近利、思想过于保守、躺平摆烂的心态，都不可取，大家一定要敢于创新，敢于突破，敢于尝试，敢于摸索，敢于失败。失败不可怕，躺平不可取。

企业管理过去有问题，现在有问题，未来也可以预知一定会有问题，我们就是解决问题的。不断地失败之后，才会有很多的成功，很多伟大的企业都一样，他们有的四次创业之后才开始，前面三次都失败了。失败不可怕，失败是成功之母。但躺平是不可取的。我们母婴行业要大胆地探索，我也鼓励、欢迎更多的积极者、乐观派，一起努力推动这个行业的发展。

刘磊：您认为，在目前的品牌集中化和渠道集中化的大势之下，省级代理商和市级代理商还有没有存在的必要，它们的出路在哪？

刘江文：我自身就是从代理商转型发展的，感同身受。我们在七八年前开始转型，就是考虑到渠道未来受挤压。客观来讲，原有思想已经不适合母婴行业的发展需要，所以必须要求变。我觉得可以是上中下。向上，不外乎像商业品牌化，你的这些资源和经验，做全国，做区域市场都可以，这是第一种转型。

第二种是渠道转型。所有商品的载体，终端是离不开的，渠道必不可少，所以做渠道这方面的发展，像南国宝宝一样，也是一种尝试和选择。

第三种是代理商身份不变，但是代理商的内容、经营的方向要改变，你可能要转型做配送角色，做资金垫用角色，利润比较少，金融属性、配送属性会增加。能否做大做强还是未知数，但是至少也是一种生存方式，行业里面可能也有这种代理商、经销商的价值所在。

付费会员是利润前置、服务后置

刘磊：这两年单客经济越来越多地被提及，精耕单客也非常重要。您是什么时候意识到这种单客的重要性并着手去布局的？

刘江文：南国宝宝算是这个行业里面率先推出付费会员营销模式的，其核心就是单客经济，帮助我们将单个顾客服务好并且创造价值。南国宝宝整合初见成果的时候，我们就开始思考如何把门店运营好，从 2016 年成立到 2017 年 3 月份开始正式推动付费会员营销模式的发展，背景和原因有很多。

第一，行业大环境严峻，人口持续下滑是不争的事实。第二，行业竞争加剧，价格战严重，线上的冲击，顾客的不忠诚等。在此背景之下，很多企业成功的本质其实离不开服务。但你想把服务做好，不是说想做就能做，要有条件，要有资金才能做。多种因素考虑之下，我就觉得以付费会员模式精耕单客可能是未来公司整合之后的一个重要手段。

刘磊：其实现在很多母婴连锁都在做付费会员，但都不算很成功，您作为过来人看，这些母婴连锁该如何去避雷？

刘江文：我说南国宝宝是率先发起付费会员的——亲情卡付费会员，这个观点有很多同行提出过异议。但实际上我指的是真正意义上的付费会员，而不是很多人都在打造的"会员制"。所谓付了费，28 元、39 元、190 元、99 元的这些会员制模式对我们来讲，它不叫付费会员营销模式。付费会员营销模式的前提条件是前期付费，加入会员之后就得付费，并且公司的主要利润来自付费。利润前置、服务后置，才是构成付费会员模式的逻辑，并不是我前面交了 99 元、88 元，我就是付费会员。付费 88 元送了 180 元的礼品，你还亏了本，你说这是付费会员吗？根本就不是。

他们为什么踩了雷？究其原因，第一，他们不是真正意义的付费会员。第二，他们遇到核心问题的时候没有战略定力，遇到问题就随之改变。第三，付费会员还有一个很重要的因素叫自有产品，产品必须符合需求。流通产品没有价格优势，而没有价格优势对于顾客而言成为你的付费会员的意义就大大减少。第四，服务水平、服务能力等都可能导致付费会员不容易成功。

南国宝宝之后也有不少人模仿我们的付费会员，后期没有做太好也是我刚才说的那几点原因，并且还有一个关键点是起始用户，这是一个门槛。用户达到一定数量的时候，我会做付费会员，针对付费会员开展一系列的服务、价格策略等。但前期，如何达到第一拨数量不低的起始会员？这是一个难题。

在做的过程中还要懂得取舍。在为付费会员提供合适的价格、优质的服务的同时，可能会牺牲一些普通会员的权益，他们对公司的好感降低，甚至投诉，这个时候你就要坚定，不能因为普通会员的权益影响了付费会员的权益，因小失大。要成功确实还有很多事情要克服。

刘磊：有数据说南国宝宝 8% 的会员贡献了 80% 的销量，您认为除了付费会员之外，您做对了什么？

刘江文：8% 的会员创造 80% 的价值，单客的效益就得以体现，这 8% 的会员都是我们的付费会员。之所以能够顺利达成这一目标，首先这个模式要正确。其次，最核心的是要做好两点：其一，无与伦比的亲情价，基本上消费者享受的商品接近成本价，不盈利；其二，超乎想象的亲情服务，要给客户意想不到、无微不至、超乎想象还不断创新的服务。这是需要我们长期去做的事。

这两点做好，客单价就不会低。加上客户流失率很低，复购率达到 93%、92%。这样的情况之下，造就了我们 8% 的会员创造 80% 的业绩。

刘磊：从精耕用户的角度，您觉得如何实现品牌和渠道资源的协同，不浪费，效率还能提升？

刘江文：一个产品想让消费者接受，品牌和渠道的推动力都非常重要。过于迷信品牌的力量或者渠道的力量都不可取。希望渠道认识到这一点，跟品牌拥抱合作，品牌方也要理解渠道的作用，互相尊重。

聚焦产品，如果想把小品牌或者小品类发展好，前期可能先侧重渠道，以渠道的推动为主，品牌为辅。因为它投入更精准，费用更低，效果更好，风险更低。后期，品牌投入更大，渠道稍微小一点。先渠道，后品牌，不断增强这个过程，这就是帮助一个品类快速成长的非常合理的方式。

此外，对于品牌方，既想持续不断地打造品牌，又想给渠道足够的利润空间，这本身就是矛盾的。当你想给渠道足够的利益空间的时候，投入市场品牌的费用就会减少。这是两难的，要考验智慧。品牌方应该首先要重视渠道的力量，就与当下我们所做的事情一样，其实帮助渠道解决问题也是在为品牌方解决问题。为渠道定制、打造专供产品这个路线就很好。有一部分产品是你的品牌产品，靠品牌的力量推动销售，渠道方作为一个协助者、配合者。再打造一些产品作为渠道专供或者是独供，让渠道核心去推。你不愿意去帮助渠道打造自有产品，渠道为什么愿意推你的流通产品？没有动力，没有利益，没有理由。只有渠道需要的，你满足了、匹配了，他才会满足你所需要的东西。

所以我觉得未来品牌方要慎重考虑，在产品结构上要有一个合理的分配，在战略规划上，要统筹计划和安排，这才是合理的。

刘磊：未来的 3~5 年南国宝宝会探索一些新的模式吗？

刘江文：时代永远是变化的，我们也要与时俱进，要有创新精神，并且创新一直以来是我们企业文化的基因之一。但未来有什么创新方法和模式，说实话现在真的无法预测，要看未来的市场环境如何变化，顺应这些变化去做，并且提前做好规划。

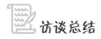 **访谈总结**

　　2021 年 5 月 28 日，我受邀参加了南国宝宝的 5 周年庆典，感觉到南国宝宝的创新模式和发展活力，团队很给力，士气如虹。此后，我注意到刘总有很多创新观点，比如"无奶粉，不母婴""零售的尽头是整合和自有产品""付费会员""世界那么大，抱团打天下"等。在 2023 年 10 月的《精耕者》访谈第一季中，我们更加深入地进行了沟通交流。他讲的南国宝宝模式和宝贝天下模式、利他思想、经营关键等，有犀利的思考，有深刻的洞见，相关访谈视频也很受关注。

　　起步于海南，发展至全国，在刘总的带领下，南国宝宝仅用不到 10 年的时间就缔造了诸多业界传奇，创新了公司经营模式、会聚了近 500 名事业合伙人、发起了宝贝天下联盟……从海南布局扩张至全国，在母婴行业变革之际，成为母婴渠道的佼佼者和助推者。其背后离不开利他主义思想的支持，而这也是刘总及其团队一直坚信并践行的重要指导思想。

　　利他虽然是逆人性的，但作为服务者就是要逆人性地去思考才真正能顺应人性地去发展。在刘总的整个访谈过程中，我们看到了其强大的利他意愿，为公司发展助力也好，为合作伙伴赋能也好，抑或是为母婴行业做点实事也好，刘总始终相信利他才能利己、合作才能共赢。面对母婴渠道整合的大势，南国宝宝积极拥抱、主动创新，努力将合适的整合模式匹配给更多需要的伙伴。面对行业利润率普遍下降的难题，南国宝宝精耕客单、坚定地向主推型渠道转型，以其健康的发展和可观的毛利率为大家提供了可参考的解决方案。同时，南国宝宝率先提出的"利润前置、服务后置"式的付费会员模式，也为大家厘清了如何让会员模式为门店增效的问题。

入行 20 载，他说："世界这么大，抱团打天下。"创业新模式，他说："模式只是个工具，关键看谁来使用。"会聚众人才，他说："努力多帮一个人实现梦想！"希望利他主义、长期主义、精耕主义都将在母婴行业得到更好的实践，希望所有深深扎根行业的母婴人都将实现自己的梦想。

华恩婴贝儿董事长贾俊勇

企业发展好了，什么毛病都没有

📋 精耕者语录

◎ 未来的出路，不只是供应链能解决的，应该回到零售精耕的本质。

◎ 在变革面前，没有任何余地可谈，要么你今天变，要么你今天离开。

◎ 小连锁千万不要去追逐数字化，因为是个大坑。

👥 精耕者简介

贾俊勇 华恩婴贝儿董事长，精耕母婴行业 17 载。他是经营理念上的保守者，却是科技创新上的激进者，带领婴贝儿从信息化走向数字化。早期，贾俊勇深耕医药行业，担任高管职务，积累了丰富的管理经验，培养了独到的商业洞察力。自 2007 年起，贾俊勇创立了山东婴贝儿，经过不懈努力，婴贝儿成为山东知名的母婴连锁品牌。2021 年，婴贝儿推出合伙人业务，业务版图进一步扩展。2022 年 12 月，婴贝儿与多爱一婴共同成立上海华恩坤达科技有限公司，构建自有产品供应链，开启全国整合扩张的步伐。目前，华恩婴贝儿的业务已覆盖全国十余个省份。

在婴童智库 & 奶粉智库 2024 年 4 月举办的第二届中国奶粉品牌节、第二届中国羊奶粉品牌节上，华恩婴贝儿获得"中国母婴渠道品牌标杆奖"荣誉奖项。

未来出路不只是供应链能解决的

刘磊：您如何定义婴贝儿？怎么介绍婴贝儿？

贾俊勇：婴贝儿是一个科技驱动的零售平台，因为这些年，婴贝儿在效率提升和数字化方面投入了特别大的精力。但今天我更愿意跟大家说，我是做奶粉里面最懂零售的，同时也是零售里面最懂奶粉的。

刘磊：可以理解为在向外拓展过程中，奶粉对您来说是一个比较重要的供应链体系？

贾俊勇：是的。咱们整个行业今天及未来的发展兴衰，跟奶粉是同呼吸共命运的。

刘磊：2007 年婴贝儿成立，如今已有 16 年了，您能用 3 ~ 5 个词语阐释一下心路历程吗？

贾俊勇：我们第一个 5 年，其实是一个追随者。当时各个行业刚刚兴起，一些大连锁开始出现，我觉得母婴行业前景不错，就开始尝试在山东做起。

第二个阶段应该是迷茫期。从 2012 年、2013 年开始，整个线下零售遇到了很多挑战，当时我们在想，整个零售行业是否还有出路？和电商之间的竞争是不是还有生存的机会？所以大概有几年的迷茫。

最近几年，我觉得整个行业真正开始进入一个生死存亡的阶段。应该说全行业的人都感到了寒冬的到来。"活下去"，可能是大家听得最多的。

刘磊：这个行业发生了很多变化，在新兴门店的发展和经营维度上，您关注和思考最多的问题是什么？

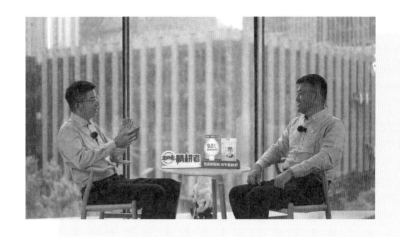

访谈地点：中国·济南

访谈时间：2023 年 9 月 25 日

贾俊勇：这个行业的终点到底在哪？这个行业未来应该像药店一样规模化，但是大家靠什么做规模化？规模化的终点在哪？

我一直在想，今天只靠产品能在未来把所有的连锁店、单店整合起来吗？为了企业能多盈利，大家进行整合，我觉得必须有这么一个供应链作为优先的一个阶段，这个阶段必不可少。但是未来的出路，我相信不是供应链能解决的。它应该回归零售经营的本质，应该能够带领大家进行效率的提升。

而这种效率的提升很复杂。你要让大家同频共振，让大家接受你的品牌，让消费者有统一的品牌认知，让零售企业在同一个品牌下能够有统一的步调，让厂家能够把你作为一个整体的连锁，然后在你这里成为受益者，而不是老怀疑你割他们韭菜……其实在这些方面，我觉得还有更长的路要走。

刘磊：您比较关注 7-11 的模式，觉得 7-11 今天的内核是什么？对于母婴零售而言，会不会出现一个 7-11 这样的企业？

贾俊勇：我觉得 7-11 最核心的应该是效率。7-11 的周转期是 7 天，我们行业是 100 多天，这个差距非常大。7-11 做了几十年了，全世界都在学 7-11，但我们这个行业并不容易，母婴行业从行业内部没法可学，7-11 现在很多效率指标，我们只能大胆地去尝试。

比如早期，我也购置了土地，准备自建物流。后来我跟 7-11 的人谈，谈到 7-11 的周转率只有 7 天时，我完全被震撼了。我说："怎么可能，我并不相信。"但 7-11 的人跟我讲，他们的库存周转是 0。我非常震惊，我说："哪来库存周转是 0 的？"他说仓库，他们负责找仓库，但仓库里的货不属于自己，都是厂家的，他每天给厂家的订单是按天下单，货离开厂家的仓库才是他的。我们当时听了之后，才发现原来世界上还有这么做事的。

这是一种很极致的周转。我回来之后就不再自建仓库，而是推动我们的前置仓模式，根据 7-11 的模式。我们现在就是外包给京东仓，等于是共享京东仓的仓库，这对我们来讲非常有战略意义。

刘磊：我曾听过一个介绍说，您追求"极致体验和极致效率"，为什么一定要强调"极致"，这对今天的零售意味着什么？

贾俊勇：我觉得"极致"和"精耕"有些方面是相近的。今天，库存周转率是全世界零售都在追求的。你跟 7-11、沃尔玛、屈臣氏的人交流，坪效、人效、周转率这几个词都是着重点，大家都在做。所以我觉得"极致"其实代表着我们的一种追求。在母婴行业，有我们对一些效率的极致追求，才有这个行业未来在零售大业态里的一席之地，才能带领咱们行业在特别不好的当下走出来，给大家一些希望。

刘磊：所以可以理解为，今天我们这个行业要走出去，精耕也好，极致也好，其实是强强携手，给行业提供一个解题思路。

数字化和人才是企业长期经营的核心

刘磊：当前是行业的一个重要拐点，母婴渠道、品牌都在加速整合，您觉得商品、会员服务、数字化、运营能力以及人才打造这 5 个维度的重要性排序是怎样的？为什么？

贾俊勇：其实就今天 30 家、50 家、100 家的连锁来讲，在目前这个阶段，它们的选择都不同。

比如数字化和人才。我认为未来想有更大发展的，或者是今天已经有一定规模的连锁，就要非常坚定地先抓数字化和人才建设，因为这两点是一个企业长期做下去最核心的。

而对于当下有几十家店的连锁，我觉得要先抓产品。因为现在整个行业的内卷，造成行业的利润其实已经非常薄，要能抓到一些核心的好产品，能把价盘稳定住。小连锁千万不要去追逐数字化，那是个大坑。

像数字化这块，我们做了五六年了，前后大概投入了将近一亿元，截至目前可能一半甚至 2/3 的投入并没有效果，其实是用在尝试的路上。在前几年日子好过的时候还好，但在这个大家都非常难的时候，其实特别害怕花冤枉钱。这个时候我觉得对大部分连锁来讲，活下去比什么都重要，抓产品是当务之急。

刘磊：您刚才说 2/3 的投入并没有收到效果。如果往回看的话，您觉得这 2/3 的钱能省下来吗？在哪个地方可以省？

贾俊勇：想省钱有机会，但是不走弯路不大可能。

刘磊：就是说走弯路是一种必然？

贾俊勇：谁小的时候还没捅过娄子？我觉得肯定要交学费。只不过今天看，其实数字化前面是信息化，信息化前面是流程化，流程化前面是标准化。这一路，我们往往是跟热度，大家都数字化，我们也数字化，其实这背后的差距非常大。没有标准化，没有流程化、信息化，哪来的数字化？

大家对数字化的理解差异也非常大。为了数字化，我曾经咨询过美国公司脸书（Facebook）的创始人之一。人家一听我的说法就说："你那不叫数字化，你那叫算法，你去找个算法团队帮你解决。"后来我就找到中国服务零售最好的一个算法团队，短期内就把我们的周转率和效率提升了好多。

其实在这条路上，如果让我重新审视省钱的机会或者少走弯路的机会，那就是看你对管理的理解度。不同阶段决定了你在数字化这条路上大概用哪种态度去投资，而不是跟风，不是大家要数字化我今天就抓数字化。你连内部的标准化、流程化都没有，你去谈数字化我就觉得那是个伪命题。今天不是做个小程序就是数字化，完全不同。

刘磊： 您觉得数字化究竟要解决什么问题？它的本质逻辑是什么？

贾俊勇： 数字化，它最终应该是企业提高效率的一个抓手或者工具。数字化如果放到我们日常管理中，它的初级阶段应该是让企业所有的内容能看得见、摸得着。

其实我们过去很多年的经营理念都是靠习惯做事情。而数字化的第一个阶段是用标准、用流程，然后通过信息化让大家的管理变得透明。第二个阶段应该是通过算法，通过其他一些工具，让你通过这些数字能够看到未来。这是我觉得今天数字化能带给我们的启发。

其实靠我们自己的理解和判断，我们对背后一些深层次规律的洞察是不够的。比如，看一个消费者的购买习惯或者看整个人员的离职率，通过算法我们能做到千店千面。每一个店里面商品的 SKU 配置、库存，完全和我们靠经验感受到的不同。

刘磊： 那么数字化到今天您觉得解决了婴贝儿什么问题？在未来它会承接哪些更具体的问题？

贾俊勇： 今天（2023 年）的婴贝儿，我自己判断属于刚入门。因为很多管理上的效率，现在刚刚看到眉目。

刘磊： 就是这一亿元花出去了，才刚刚看到眉目？

贾俊勇： 零售人在数字化这条路上，只要你不断追求效率的提升，其实在数字化的投入上没有终点，都是刚刚开始。

六七年以前，我看到一个评论说"Zara 不是一个服装生产商，它是一个科技公司"。那时我的理解还比较肤浅，当作是编故事糊弄人。但到今天，我自己也说婴贝儿是一个科技驱动起来的平台，我自己都觉得那时多无知。

零售如果想真正地把规模做大，一定是靠科技驱动，而数字化是科技驱动的一部分。

刘磊： 数字化这个板块，您现在好像非常追求单店模型，您怎么理解单店的盈利能力？

贾俊勇： 再大的连锁，它也是一家店一家店组成的。如果今天你的每一个店都能够通过效率跑赢同行，能够盈利，每一个从业者在这里都有归属感，我觉得这就是一个成功的连锁。所以说，我们在这些年里追求单店模型，其实是追求自己管理能力的提升。

刘磊： 一个倒逼自己向上的过程。

贾俊勇： 当做零售能管到单店、单品的时候，它就具备了做规模化零售的基础。

刘磊： 那在这个维度，其实会涉及很多渠道资源及品牌资源的投放，这个过程中怎么实现品牌和渠道的协同，保证更精准地投放？

贾俊勇： 这个话题在今天谈特别有意义。其实前面五六年大家都不缺资金的时候，没有人关注这个方面。大家说投入就投入，攻城略地之间损失点就损失点。但是你看当下，所有人手里的可支配资金在快速减少，到今天这一刻到底了吗？我认为没有。今天奶粉内卷和零售业生存的艰难，把大家逼到了未来如果相互之间不能形成良好的协同，那么这条路就走不下去的状态。但是未来真正想形成效率的协同，大连锁是趋势。

在变革面前没有任何余地可谈

刘磊： 在人才打造这块，您有什么秘诀可以给大家分享？

贾俊勇： 一个行业，特别是一个企业，最终能走多远，能做多大，其实人是基本因素，我觉得所有事最后都是"人"做的。一个企业发展得越快，其实对员工的要求就越高，老员工能够在企业快速发展、做大的过程中跟着企业的步伐，能跟上企业的节奏，我觉得这个"能跟上"是很稀缺的。

刘磊：其实很多时候，可能我们很多老员工的认知或者能力跟不上步伐。

贾俊勇：对。你这么看，他从门店出身，从管1家店到管10家店、100家店，其实每一个突破都非常困难。对我来讲，婴贝儿这些年最痛苦的是人才的匮乏。母婴行业发展到今天，为什么这么薄弱，我觉得也跟自身的基础弱，在人这方面的吸引力和管理能力弱，造成跟外部的大零售打不通有关。比如，沃尔玛的人去屈臣氏，他工作起来会很顺畅。但婴贝儿今天招一个屈臣氏和沃尔玛的人来，他要适应很久，甚至适应不了，这可能是咱们行业的一个痛点。像门店里面，今天年轻的妈妈都已经是"95后"了，她到门店面对一群40多岁大姐的时候会觉得有代沟。

所以如何通过不断的培训提升老员工的能力，让他们能够适应企业、消费者的变化，这是一个特别重要的点。同时，在企业做大的过程中，要能够给予过去做出过突出贡献的老员工一些合适的位置。但从企业的角度来讲，企业发展是大头。不管是任何人在过去作出过多么突出的贡献，一旦在企业发展过程中不能够胜任，还是应该坚定地调整其工作岗位。

很多人说，"在你们公司里面好像几乎没有你们家亲戚"。之所以会如此，最简单的一个道理是，永远不能为了一个人去得罪一群人，这是对企业价值的尊重。其次就是我们这些年在培训上，相对来讲要比别人做得好，所以说大家的综合能力在不断提高。

刘磊：在这个过程中，您怎么平衡狼性和人性化这两点，有平衡不好的时候吗？

贾俊勇：一定有平衡不好的时候。平衡好的时候企业日子好过，但是现在整个行业下滑的时候，企业利润大幅下滑，员工收入也会受影响。此外，在企业推动变革的时候，在"革自己命"的过程中，可能是大家说我下手最狠的时候。就是在变革面前、在突破面前，没有任何的余地可讲，要么你今天变，要么你今天以前离开。

刘磊：据说有同行来挖婴贝儿的员工，竟然挖不动！婴贝儿是怎么做到这一点的？这里面是因为有更好的激励，还是因为有其他机制去解决这个问题？

贾俊勇：一个人今天在一个企业的成就，是因为这个平台，离开这个平台，对于一个完全独立的个体来讲，其实没有那么好的效果。我们在跟大家聊这个话题的时候，大家也能认知到。所以对自己出去之后是不是能够带着别人眼中那些光环，去为别人创造价值，大家心里都有预期。

刘磊：您刚才讲到，要让员工去相信平台而不是盲目自信个人能力。今天可能很多人会认为您在洗脑，您怎么看？

贾俊勇：其实我经常跟很多同事说："你只要选择跳槽，应该就有70%的风险会失败，它跟创业一样。"其实很多员工有这种意识之后，自己也会提高这方面的防范意识。另外，企业是不是能持续不断地给员工一些他想要的东西，这一点很重要。很多人觉得我的企业发展快，我提拔的速度也快，这个企业能给我的机会也多，可能这也是真正能够让大家留下来的更强动力。

刘磊：也就是给他们更多的信心、希望。可以理解为发展是解决企业人才问题的一个非常重要的推动力。

贾俊勇：一白遮百丑，企业能发展好是关键。

刘磊：现在，我们很多母婴店都面临一个问题和困惑：当你对员工要求高的时候，他可能就走了；要求低的时候，他就没有执行力，结果也不好。那怎么实现要求高，执行力也强，结果还好？

贾俊勇：要求高，他能有结果，他是要求高的受益者，他就会留下来。如果只要求高，多干了很多活，最后没有回报，我估计他就翻脸了。我就拿周年庆的小案例来给你讲这个故事。

我们温州的这些合作伙伴，其实都是原来的小连锁，10家店、8家店。他们跟我说，这个周年庆我们总部的人到他们那里去讲周年庆的落地，第一天去给他们讲规划，带他们做计划，大概从早上7点做到了晚上10点，他们就已经有人说："不干了，离职！"说他们从来没有被一群人逼着做计划做这么细。

那为什么我们这一群人能这么做？我觉得有两个原因。一个是企业文化。所有人今天看婴贝儿这群人的时候，他首先是感觉这群人比他们还拼，我们的人从早上 7 点一直到晚上 10 点，一刻都没有休息。然后我们所有出去支援的这些人，到这个市场之后没有吃饭应酬，没有跟大家一起去客套，而是到了自己的岗位上，马上撸起袖子就干活。

刘磊：就是以事为导向。

贾俊勇：对，这是他们特别感动的。而且做的都是一些最基本、最扎实的工作。比如推广，我自己到社区做给你看；比如调陈列，到了门店之后马上把货架上的货拿下来，自己动手去做。就这些事情，我觉得是一个企业文化的传承。

另一个是标准化，做周年庆每一个点上的计划都有一套完整的操作标准、操作流程。对我们温州伙伴而言，这些他们没有任何基础，当你用这种标准去要求他们，一边培训一边带他们做计划的时候，到了晚上就会有人崩溃。但是为什么婴贝儿能做到呢？那是因为它有一套标准化的流程体系，有婴贝儿企业文化给他们的一份信仰坚持。

后来我问他们，有督导崩溃吗？他们说："没有。很多店长也是，第一天周年庆要出去推广，一说让出去马上就要辞职。"我说："那结果呢？"结果老板挺给力，老板说："你辞，我顶上去，我带头去推广。"我觉得只有这种精神和态度，下面的人、其他的人一看，"哎呀，这事唬不住老板，还是跟着做吧"。

而今天能看到成果，我觉得这是关键，大家忙活了 10 天，一个门店 10 天获得了过去两个月的销售量，所有人都说再辛苦也值。我觉得这就是回报。一旦门店的销售提升，门店员工收入肯定会提高。关键是大家很久的委屈和对这个行业的迷茫，通过这 10 天一下子全都释放了。

刘磊：自信心都建立了。

贾俊勇：对。所以对于个人而言，其实大家不是怕标准高，也不是怕累，怕的是没有结果。而作为一个连锁，你是不是能给予大家这些，我觉得非常关键。一方面是底层的企业文化，另一方面是有标准的流程和制度。这是未来规模化连锁必须走的一条路。

这次乱来，下次就没机会再来了

刘磊：在未来的 3 ~ 5 年，你觉得母婴零售会发生什么样的变化？母婴店又该怎么活下去？

贾俊勇：未来 3 ~ 5 年，第一步会实现的是规模化。大家不管用什么手段，用什么工具，都应该先形成规模。规模化能让大家觉得有归属感，能够相互抱团取暖，能够相互学习。之后，我觉得是规模化的精耕。

刘磊：是质量提升？

贾俊勇：对！就算你有 1000 家店，但是这 1000 家店没有战斗力，瞬间就能够被各种利益拉垮。我觉得这不是真正的规模化。那么经历过规模化之后，大家能够形成统一的企业文化、统一的标准化管理，然后能在今天跑赢你的竞争对手，能够有更高的效率，这应该是未来 3 ~ 5 年的一个归属。

刘磊：更多的中小门店或者整个母婴店应该怎么活下去？

贾俊勇：第一是信心，如果说大家连活下去的信心都没有，说"我不做了"，那所有努力会付之一炬。首先是相信中国的出生率，相信中国家庭对孩子的精细化养护，都会给我们机会。在不同的市场，只要你找对了节奏，应该都会有一个不错的收获，我觉得这是信心。

第二是方法，就是与谁合作的问题。越是难的时候越减少无谓的冒险，越是难的时候越要找对人、跟对人。

刘磊：在未来的 3 ~ 5 年，您心中的婴贝儿会发展成什么样子？在这个过程中会去探索哪些新模式？

贾俊勇：未来应该会分为 3 年，再把 3 年分成两部分。第一个部分，婴贝儿从过去完全做直营到做连锁，其实是从服务自己到服务更多合伙人的过程。这一步还有一年的路要走，从产品的准备到人才的储备、流程的优化，其实差距非常大。

比如，门店不听话，你可以用绩效考核他、罚他。但过去我们的管理者最擅长的事，到了管理合伙人的时候，可能很多路就走不通。过去这半年我们就吃了很多亏，交了很多学费，自己觉得挺好，但是人家不买账、看不懂。就像我们的信息化，我们整个系统编进来之后，马上为其实施信息化。因为我们觉得信息化不管是效率提升，还是部门管控，都是第一优先的事务。但我们在前期信息化的时候，就遇到了两三起最后实施不了而离开的案例。

今天来看这个问题，其实信息化是个表面的东西。背后是他们是不是能够接受你的经营理念、经营思路、具体的操作流程。如果你前期没有经营的理念和流程的培训，没有对他过去很多问题的洞察和分析，就硬切信息化，这个事情实施起来就比较难。

第一个阶段应该是用海纳百川的心胸，去服务好那些不同类型的中间零售人。有一家店的，也有几十家店、上百家店的，你想用"一刀切"的方法去服务好大家，这并不现实。把自己变得多场景、多样化、有多种工具，能够真正服务不同零售层次的人，可能还有一到两年的路要走。如果这一步完成，就应该进入第二个部分，那是一个快速规模化的过程。那可能是真正能够提速的时候。

刘磊：那在新的业态方面有什么探索吗？

贾俊勇：新生儿少了，大家都在探索。我们其实是聚焦 0 ~ 3 岁市场，现在探索往 0 ~ 12 岁发展。那么围绕着 0 ~ 12 岁孩子的营养和零食等是我们的重点。我希望未来把婴贝儿在消费者心中定位为一个婴童 / 儿童食品店。那么我相信，如果能够将好吃的、口味好的、健康的产品集中，把母婴业态进一步细分，然后拆出一个儿童零食店，应该也是大胆尝试的一个路径。

刘磊： 山东的新生儿从过去的一年 170 多万个下降至 70 多万个。在这个下降过程中，您觉得母婴连锁、中小店还有代理商，他们感受到的挑战有什么不同？

贾俊勇： 山东的新生人口下滑问题不是个例。中国的出生人口从 1700 万个降至 900 多万个，这是一个普遍性问题，是整个行业的问题。

大连锁相对来讲还好过一些。一是大连锁储备足。再就是越是难的时候，厂家越是会把更多的资源向大连锁倾斜。因为一是相互认识，有一定的认知基础。二是大连锁的整体运营效率其实较高。厂家在资金越紧张的时候，越会认为在大连锁能够通过效率得到更好的回报。

咱们母婴业态中的厂家、连锁，包括连锁里面的大连锁，或者还有一些小连锁、代理商，我觉得现在都比较困难，而且未来几年都会被重塑。未来随着价格下行，整体的营销策略一定会发生大的变革。比如，在很多县城，一个公司养不起专业团队。代理商可能就更难，零售商实力强了，利润不够了，从代理商这里拿。厂家说资金不够，也从代理商这里拿，这容易使代理商无法存活。再就是现在的物流各方面越来越专业。原来的代理商是垫资商，今天是物流商，还有门店活动的服务商。但我相信做物流，效率永远做不过京东。

刘磊： 物流的价值已经没有了？

贾俊勇： 对。我觉得可能它未来的发展应该是在服务方面。例如，厂家靠自己的能力不能进行市场下沉，很多代理商凭借自己的团队能帮他们完成市场下沉。比如铺货、市场终端陈列、产品动销等。这样厂家给他们的是服务费用，不再是原来的垫资费用，不是物流的费用。所以代理商应该抓住机会往服务方面快速转型，也有一部分原来做代理商的转成我们子公司合伙人，直接变成我们的合伙人，变成一个零售商了。他们对当地市场非常熟悉，其实转型做得也不错，这也是代理商的未来。

零售商分为中小型连锁、单店和大型连锁。中小型连锁和单店我认为会越来越难。因为奶粉厂家向头部聚集更快，小品牌无人认可，没有跟大平台谈的话语权。老百姓现在的要求其实是越来越多样化、个性化，你想满足他，只靠自己的力量很难。今天对中小型连锁和单店来讲，其实和代理商一样，留给他们的时间不多了。在各个省里面，这种整合也是从中小连锁开始，大家也充分感受到压力。这条路我认为没错，但也别盲目。

在这个行业里面，借着大家都有危机感，想趁机拿一套理论出来讲故事，然后让大家交钱的也有。就是手里有一些供应链的优势，今天来跟大家谈合作，但是供应链的价格稳不稳定？是不是能够提供一个稳定的产品？能够有一定的利润，能够保证市场，能够控得住价？其实真正能做到的不多。虽然有了一定的产品，但当产品同质化的时候，下一步真正支撑零售活下去的又是什么？除了零售之外，除了产品之外，人员如何管理？门店面积多大合适？门店多少个 SKU 合适？门店资金越来越紧张的话怎么能少投入？这背后还有很多问题。

所以，大家应该选择一个好的、有稳定的一盘货的，同时能帮助自己整体提高运营效率的连锁。但这又特别微妙，因为整个行业不盈利的时候，大家本来就很脆弱。盈利的时候是这次不行下次再来，现在这个行业到了这次我们要乱来，下次就没有机会再来的时候了。

关于这一点，如果给大家建议，就是越是难的时候或越是不盈利的时候，越要小心投资，越要静下心来思考到底现在需要什么？看对了病再去抓药吃。而不是病都没搞明白就满世界找药吃，有时可能会适得其反。

刘磊：就是中小连锁要先诊病再治病？

贾俊勇：是的。零售到底未来向哪个方向发展？我们到底需要什么？在这一点上需要大家深入思考。前些年大家挣钱容易的时候，没有人倒逼自己一定要去思考。今天，要真正选对路，要知道正确的路是什么。

刘磊：对母婴店而言，您觉得应该在哪些维度做更具体的努力才能让门店活得更好，让连锁更有利？

贾俊勇：零售我们管它叫"人、货、客、场、财"。"财"是一个结果性导向。

那"人、货、客、场"从不同的维度来讲：

"人"，面对这些"95后"的妈妈，你要能接得住。在这个行业都迷茫的时候，你要有学习力，能给他们赋能，要有好的绩效导向，让大家聚焦在正确的事情上。

"货"，消费者到你这儿来，是要买到适合的东西。现在经济不景气，消费者要求高性价比，东西要好还要便宜，那你怎么组织一盘好货？

"客"，我觉得是消费者的变化。比如，现在大家都不愿意囤货，你不能说还要几箱起购才给人家送点东西。比如，消费者现在不从众，你怎么去判断他们的消费行为，怎么去了解消费者，进而组织货，组织门店的内部环境。

"场"，其实是除了货之外给消费者的一种体验，也是提高效率的着手点。比如，从动线设计到坪效、米效，怎么能让顾客多停留，同时还要尽量让顾客感到方便、舒服，这里面有非常深的学问。

刘磊：2023年，婴贝儿从山东快速向全国迈出整合的步伐，外界看来可能会比较迅速，您怎么看这个状态？

贾俊勇：这个话题回答起来比较纠结。因为今年上半年（2023年）全国范围内确实有很多店加入我们。但坦诚地讲，今年上半年对我们有些打击。因为很多门店加入进来后，有些对我们的服务并不满意，而我们对自己的服务也不满意。

因为我们在行业里积累了一定的知名度，大家知道我们团队做得不错。所以吸引了客户到山东来看一看，到我们门店来看一看，到我们总部来看一看，而我们有很多工具和方法，客户一听觉得眼前一亮，觉得这是个好东西，就加入进来。很多人都是基于他看见的加入进来，但是他看见了，和他回去之后在短短两三个月内能做到，这中间差距非常大。毕竟我们是通过复杂的训练以及多年的积累，才有了今天的成绩。

今天来看，其实一个好的连锁应该是有很多统一性的，比如文化的传承、店招、内部管理等，有很多要求。而我们今年上半年的扩张其实没有完全准备好，故事多了，真正的方式方法少了，包括我们给大家提要求的时候，缺少培训，大家不懂、不会的事你让他做，他为难，我们也为难。

所以在下半年我们做了很多调整。6月份之后我们的供应链、资源越来越多，我们跟厂家在不同市场博弈、磨合过程中，重新给自己做了定位。比如，我们到了一个新省份，我们首先是个弱者，不能用在山东的强势去要求。大家说你要求太多，你到底能给我贡献什么？对于每个市场的管理人员来讲，我给人家创造的贡献少了，人家不给你那么多你就要接受。

从8月份开始，周年庆成为婴贝儿的品牌综合输出机会。输出婴贝儿的精神、文化，同时有非常严谨的流程做保障，还有强大的数字化做支撑，让它成为一个大家能真正看得见摸得着的品牌。而如果合伙人在跟我们做的过程中，能迅速找到工具，迅速收到成效，它就是一个相对成功的品牌输出。

从这个点来看，我觉得今年上半年有些急躁，下半年随着这些工具越来越多，我们反而会更保守一些。中国当下的整合，一两年就会出现一个主流文化或者思想。但回到零售的终点，我们认为还是效率。这两年不一定要追求门店数量和发展速度，而是客户体验，我们要追求包容多样化。我们相信，今天大家的整合，有一天都会回到一条路，当大家都讲效率的时候，可能能提供效益服务的在中国不超过三家。

刘磊：我们注意到，2024年的婴贝儿似乎进入了全面整合的提速期，支撑咱们加速整合的底层逻辑是什么？

贾俊勇：在整合过程中，我们会挑选每一个地区的龙头连锁，通过全面赋能这些龙头连锁来提升其能力及后台管理水平，然后由其去辐射、支持周边县城等区域，从而提高整合效率、快速发展。

刘磊：相当于重点扶持区域龙头，那咱们能给区域龙头带来什么赋能？

贾俊勇：我觉得是四个方面。

第一，我们能够系统性地对各连锁的管理团队进行较好的培训，比如采购、营运、市场以及其他行政方面的内容等。只要是他们需要的，我们都会提供。

通过管理团队专业能力的提升，让他们回去之后帮助到自己的连锁。比如，我们最近的一场全国采购资格认证班，就有 40 多位来自全国的商品采购精英参加。

第二，我们有"一盘好货"，从国代产品到区域产品、自有产品，全国核心的这些奶粉、纸尿裤等品牌我们都有，可以给他们提供一盘更有竞争力的好货。

第三，待这些龙头连锁的能力提升之后，我们可以给他们一些拓展培训，帮助他们在当地整合其他一些连锁进来。

第四，我们有诊断的工具和方法，可以帮助他们快速找到企业经营中的机会点和问题点。这几个方面综合起来，应该可以很好地帮到大家。

刘磊：您能具体说说这个诊断工具吗？

贾俊勇：我们在前几年搭建了很多数字化模型，通过这些模型我们能快速进行数字化的初步诊断，然后我们的专家会根据情况进行实地走访，帮助大家找到企业经营的机会点，找到之后和企业对接，确认他们应该在哪些不同阶段重点关注什么问题，从而进行提升和改善。

刘磊：您个人风格是什么样的？

贾俊勇：我是一个相对保守的人，可能这跟山东人性格有关。很多同行向我咨询投资时，我就说零售做得好不用钱。特别是商业模式，在打造的时候，如果找到合适模式其实也不要钱。如果你拿了人家的钱你肯定要对赌，可能就有各种短线短效的行为。比如上市，上市是旅途中一道亮丽的风景，但你不能不回家。企业长期的可持续经营，我认为回家是终点。这件事情上，我拥有初心，是相对保守的。

但我也有另外一面，我是一个外在保守、内在狂热的人。在企业变革过程中，在追求效率上，比如数字化，几乎你能想到的、想不到的我都做过。经过多方咨询之后，最后我找到了中国顶级的投行，通过他们给我介绍了 Facebook 的创始人之一，才找到了我们现在的算法团队。在这个过程中我追求效率上的极致。

此外，在面对变革的时候，我们团队形成了一个习惯，要变好我们坚决变，错了我们马上改。这一习惯也给我们带来了今天这种自信。当行业都面临困难和挑战的时候，我们提前做了储备。

访谈总结

2022年6月8日，我在济南拜访贾总，他在巡店，我们先约在门店见面交流。其间，我听了他给团队现场讲解门店产品陈列、动线、促销提示等优化调整事宜，关注点很细致，讲解很专业。在2023年10月的《精耕者》访谈第一季中，我们更加深入地进行了沟通交流。他反应敏捷，也很坦诚，紧扣供应链、数字化和效率等维度进行深刻分享，相关访谈视频也很受关注。

聚焦经营本身，贾总对门店数字化建设、团队打造、供应链优化、运营效率提升以及一盘货组合策略有着深入的理论研究和实践经验。正如其所说："数字化和人才建设，是一个企业长期做下去最核心的。""连内部标准化流程都没有，去谈数字化就是个伪命题。""对一个人来讲，他不是怕标准高，也不是怕累，而是怕没有结果。"

而在实践中，贾总更是展现出对"极致效率"的不懈追求。他不仅在门店数字化建设、团队打造、供应链优化等方面力求完美，更在提高运营效率、优化一盘货组合等细节上精益求精。他深知，数字化是企业发展的核心驱动力，因此几乎尝试了所有能想到的办法和策略，并不断探索新的可能。面对变革，他不退缩，坚决推动，以事情为导向，勇往直前。同时，他始终保持谦逊和敬畏之心，一旦发现错误便立即改正，始终尊重并维护企业的价值。贾总所展现出的"极致精耕"的榜样力量，激励着我们不断追求卓越，实现自我超越，带领企业发展不断进阶。

在本书定稿之际，华恩婴贝儿成立上海总部，进入了全国整合扩张的新阶段。

喜阳阳爱婴董事长王伟国

此时蜜糖，彼时砒霜，要防患于未然

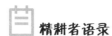 **精耕者语录**

◎ 合理的训练是训练,不合理的训练是磨炼,磨炼是最好的训练。

◎ 要有自己的核心竞争力，要把距离拉开，要差异化。

◎ 别看现在闹得欢，就怕明天拉清单。

精耕者简介

王伟国 喜阳阳爱婴董事长，28年母婴精耕者，带领喜阳阳爱婴成为西北知名母婴连锁。喜阳阳爱婴创始于1996年，是西北地区较早从事母婴行业的代理商、零售商和服务商，拥有独立的物流及采购平台系统，形成了自营连锁店＋加盟店＋地州经销商＋客户服务＋母婴服务的全方位服务体系；积极开拓母婴移动电商B2C领域，形成互联网与门店结合的O2O销售模式，为孕婴童提供商品一站式购物及全方位配套服务。

在婴童智库＆奶粉智库2024年4月举办的第二届中国奶粉品牌节、第二届中国羊奶粉品牌节上，喜阳阳爱婴获得"中国母婴渠道优秀品牌奖"荣誉奖项。

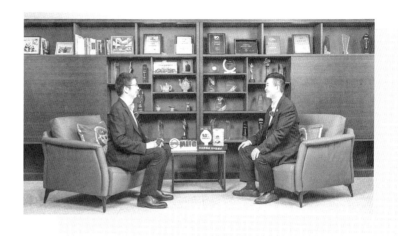

○ 访谈地点：中国·兰州

⊡ 访谈时间：2023 年 10 月 30 日

未雨绸缪，危中寻机

刘磊： 作为创始人，您认为喜阳阳爱婴是一家什么样的企业？

王伟国： 喜阳阳爱婴是立足西北四省，专注于母婴零售和服务，具有共同的核心价值观，有共同的经营使命的合伙人企业。我们要遵守的共同价值观是诚信、负责任、团队精神、学习、创新、感恩。我们的经营使命是给宝宝一个健康的起点，像自己的孩子一样去爱、去经营这家企业。

刘磊： 它的核心竞争力是什么？

王伟国： 核心竞争力，第一，喜阳阳爱婴在专注做母婴的 27 年过程中，积累了非常多的人脉资源；第二，这 27 年有丰富的经验教训；第三，我们是全渠道经营。

我们 2014 年就开始做线上，做微商城，从最早的腾讯微商城，到有赞微商城，再到现在的抖音、美团、京东到家，从公域到私域，再到直播、社群、实体店，在这个经营过程中我们把人链接起来，把商品的进销存链接起来，把财务链接起来。比如我们的商品，不管是从哪一个平台上卖，都可以追溯到是谁卖的，是谁引荐的、引流的，会给他相应的提成，这就解决了员工对于线上销售的积极性问题。

刘磊：所以这个用户无论是在线上还是在线下，都跟相应的员工有关系。

王伟国：对，都与相应员工有关，员工据此获得提成。这个是很关键的，特别是在疫情期间，给了我们非常大的帮助。

刘磊：回顾过去的创业历程，您能用 3~5 个词来概述一下您的心路历程吗？

王伟国：第一，我们喜阳阳人、股东都非常勤奋，团队是勤奋的，而且遇到挫折、困难的时候，我们从来都是勇敢地前进而没有退缩。

第二，我们在 20 周年庆典的时候，我说："我们能活到今天，真的是跟唐三藏取经一样历经了九九八十一难。"

刘磊：取到经了没有？

王伟国：没有，只过了个温饱，还没有取到经。但是我们内心更强大，我们的团队也更强大。不管是遇到大的挫折还是环境的变化，在这个过程中我们都是不屈不挠，化危机为动力，勇敢地去面对、去接受，同时没有关店歇业。

另外一个关键词，经营管理方面有一句话叫"此时蜜糖，彼时砒霜"，就是我们可能有很多经验，但实际上当环境发生变化的时候，这个经验可能就会成为教训，会带来损失。所以作为创始人和董事长，我在公司实际上是掌舵手，是在调节平衡，我们不能太左、太激进，而真的要看到这个环境发生的变化。就像达尔文进化论说的适者生存，我们能活到今天也是适者生存。我还好，没有把大家都带到沟里。

另外，我们能活到今天还因为我们做事情不急功近利，坚持长期主义。不管是对一些品牌的引进也好，还是跟人相处也好，包括跟一些合作伙伴的合作，我们都是如此。

最后一个关键词是做任何事情要有底线、有信仰，知可为知不可为。就是感情和利益间的关系，做生意讲的是利益，但是我们处朋友讲的是感情，是真诚。做生意你要经营好，要以经营之道、以商道来做，做人你就要遵守道德、遵守法律，尽量不要跟钱发生关系。这样我会觉得你很坦然，不会在处理事情上过于纠结。

刘磊：那从您的角度看，喜阳阳爱婴能取得今天的成绩是在哪些关键节点做对了哪些事情？

王伟国：首先，我 1996 年做贸易，1998 年开店，这个时间非常早，而且我很专注，当时就专注做零售，我觉得这件事情是做对了。而在省会开直营店，然后在地县、二级市场做加盟的时候，包括在兰州、西宁、银川等地，我们没有损害当地连锁的利益，这也是一个正确的发展方向。

其次，在比如疫情这种大家认为是非常不利于门店经营的特殊环境下，我们的股东和团队有非常强的战斗力，当时获得了高于平时 2~3 倍的业绩。因为我们勇敢地去面对，我们没有停业。

刘磊：所以您很善于在每次的危机中抓住机会？

王伟国：是的，在危机中看到一些难办的事情，我们的高管包括我都是冲到第一线。因为我们做任何事情都养成了一个习惯，就是肯定先把最难、最坏的情况考虑到，然后大家共同商量形成预案。

刘磊：那在成功的背后，您有没有踩过坑，或者遇到一些挑战？怎么应对？

王伟国：有，非常多，但我自己也在反思，得到了几点启示。

第一，最好的管理就是满足人性。第二，遇到事情我们一定要勇敢地去面对而不能后退，这是一个很重要的心理素质。还有就是"舍得"，先舍才有得，大舍大得，小舍小得，财聚人散，财散人聚。

比如 2020 年的时候，我们的生意非常好，当时有些膨胀。另外我们在宁夏的石嘴山、吴忠，甘肃的天水、定西、嘉峪关、酒泉以及新疆的石河子等地开了店，而且开的店都非常大，结果受到疫情等多重因素影响，这些店损失惨重。

刘磊：可能在那个阶段是一种盲目扩张，或者说盲目相信了市场？

王伟国：对，因为我们这近 30 年一直在发展，虽然有停顿，但没有断崖式下滑，而且也没有想到出生率会是这样一个情况。此外，西北这几个省的消费力都比较低，而我们主要做的是一二线品牌，包括我们的自有品牌也首先是高品质，其次才是性价比，所以毛利相对偏低，对企业有非常大的影响。

刘磊：经历过行业的超级繁华，现在正在经受行业的严峻内卷，您有没有落差感甚至焦虑感？怎么应对？

王伟国：落差感我没有，我觉得自己就是卖奶粉、卖奶嘴的小生意人，人无远虑必有近忧，必须要走一步看三步，肯定要规避风险，未雨绸缪。

我的工作习惯或者说自己在处理问题时，都是先把可能出现的最坏的结果想到，怎么处理，做出预案，未雨绸缪，防患于未然。考虑到最差的情况，如果真出现情况，有预案我就不会慌乱，如果处理好了、高于预期，我就更喜悦。人在每个阶段一定要去做这个阶段的事情。

比如，现在这个阶段是我们的 2024 财年，我们就提前一个季度把 4 个省总监级以上的所有人的绩效考核全部做了调整：简单化，同时降本增效。而关于 2024 年的任务指标和利润指标，也会通过董事会共同开会讨论，征得大家同意。

就是在每个阶段，每个人要做什么，自己要非常清楚。目标刻在钢板上，方法写在沙滩上。目标确定了以后是不能改的，但是你有很多方法，你可以去调整，而且合理的训练是训练，不合理的训练是磨炼，磨炼是最好的训练。

实际上我们一直倡导"做有竞争力的人"，你在做这件事情时，要学会精耕细作，在这个行业你要去做有竞争力的人，挣过好日子的钱，钱要取之有道。

刘磊：您可能相对悲观一点。

王伟国： 因为我看问题可能与别人不太一样，而且看问题时往往自己有判断，会"让子弹再飞一会儿"。另外，我还比较喜欢看一些经济学家和商界大佬的沉浮与发展，避免自己掉到坑里。乐观的人往往成功，但悲观的人往往正确。

刘磊： 其实27年是一个很长的时间跨度。在创业经历中，您认为母婴行业有没有"周期"这个概念？有过几轮周期？

王伟国： 有的，而且我认为现在还在第一个周期。

刘磊： 如果是第一个周期的话，那它在什么阶段？下个周期又会如何？

王伟国： 从零售商的角度来看，婴童行业现在只有两家上市公司。我觉得中国这么大的体量，就算每年只有800万个新生儿，依然是一个很大的市场，并且现在已经有很多婴童店倒闭，市场空间更大了，这时还会有一些跨区域的供应链公司上市，而且不只是一两家，可能有三家、四家。

如果到了这时候，实际上又形成了一个相对平衡，那再往后可能零售的渠道也集中化了，就还会做更大的整合，可能上游控股渠道，渠道参股品牌商，这都是有可能的。商界即是如此，你有话语权，更有价值，那你就分得多。适者生存，就是看我们能不能看清形势，能不能熬得住。

刘磊： 所以第一周期到目前还没有结束，它可能要有更大规模体系形成以后才会进入一个相对平稳期，之后再进入一个新的第二周期。那第二周期是一个向上的过程，还是一个平视或是向下的过程？

王伟国： 我觉得第二周期又是一个向上的过程，门店数又会增多。

刘磊： 回头来看，感觉您可能是一个相对悲观的人，但是您对现在这个市场的预判似乎又比较乐观，会不会矛盾？怎么看待这种悲观和乐观的结合？

王伟国： 此一时彼一时也，就看什么事情。内心肯定也是要乐观的，人是活在希望里的，但是做事情一定要考虑到后果，一定要未雨绸缪。

母婴行业是就熟不就生，值得坚守

刘磊：关于门店的经营和发展，您思考最多的问题是什么？

王伟国：第一，我们甘肃喜阳阳婴童用品有限公司及联盟公司是由五大连锁合并成的一家，所以各家都有一些自己的工作习惯，但现在都在公司里任职，那就存在凝聚人心、减少磨合期的问题，这个我觉得很重要。所以在这个过程中，我们做了很多经营模式的调整，我们的整合并购只是一个开始，但我们是一直致力于这件事情且不留后路的。

刘磊：凝聚人心可能是今天整合或并购比较重要的一个关键。

王伟国：对。

第二，我们过去有一些亏损门店，现在我们要调整不盈利的门店，要么减面积，要么就关掉，我们一定要开盈利的店。所以在考核净利的时候，我更多看的是每家门店的业绩，除了营业额之外，我们还看的这家门店实际毛利额有多少。因为有些费用，比如房租这些是固定的，如果毛利额增加，你的利润就会好。

第三，我觉得我们现在需要加强如何在公域流量获取客户，导流到私域流量。比如，如何从美团、抖音、京东到家上面，把这些会员导入我们的私域流量，导到我们的社群、商城，这也是我考虑最多的事。

刘磊：那从目前来看，您认为母婴行业是否仍为一个朝阳行业，是否值得母婴店去坚守？

王伟国：跟过去比，肯定没有以前好，但是跟其他一些行业，比如跟现在的建筑业比，那肯定还是要好一些。但其实这无所谓好和坏，只是你的兴趣在哪？你的特长在哪？你的能力在哪？这是最重要的。

像我在这个行业的选择上也曾有过很多诱惑。比如，曾经有朋友建议去做房车，一个房车才投几十万元，然后可以自己组织车队天南海北地去旅游。但我后面没有做，那是坑。因为与其去做一个不熟悉的行业，或者投一些高风险、高回报的行业，不如做一些实实在在的事。这个行业就熟不就生，我觉得这个行业是值得坚守的。

刘磊：就是还是要做一些自己熟悉的、擅长的。

王伟国：对，而且这里面还是有很多机会。我觉得不管能不能上市，都是一种最终价值的体现。

刘磊：当前是母婴行业的一个重要拐点，对于母婴连锁而言，您认为，商品、数字化、人才打造、会员服务和运营能力这五个维度的重要性排序是怎样的？为什么？

王伟国：我觉得人才是第一位，因为没有人什么都无从谈起，如果你的人、你的团队散了，你有再好的模式、再好的商品，也不能销售。但如果你没有好的商品，没有消费者需要的商品，你拥有再好的运营能力，再好的数字化软件，也收不到好的效果。所以人才和商品是最重要的。

刘磊：那第三位呢？

王伟国：如果从规模上来讲，我肯定会选会员服务。但数字化可以节约很多人力物力，就跟战场上的武器一样，人家是洲际导弹，你是装甲车，那肯定不行。所以第三个是数字化。

刘磊：从门店经营角度讲，您最怕厂家做什么？最喜欢厂家做什么？

王伟国：最怕厂家急功近利、说一套做一套、虎头蛇尾，怕大家经营理念不同。最喜欢厂家的产品带着动销方案，清楚自己的定位，能坚持长期主义。另外就是不要乱价，价格要控制好，要说到做到。这是我喜欢的厂家的标准。当然最好拥有品牌力，能自带流量。

要有自己的核心竞争力，把距离拉开

刘磊：您怎么看现在奶粉在母婴店占比超过了 50% 甚至 60%，但毛利率过低这个问题？

王伟国：首先，按我的想法，只有奶粉这个品类占 50%、60%，实际上是过高。其次，它的毛利率比较低，看低到多少。众所周知，如果一个门店的综合毛利率低于 22%、23%，那这个门店肯定是赔钱。对于这些门店来讲，是非常危险的。

如果连锁店，每个品类没有主推品牌，没有品牌力好的商品，没有高毛利的商品，没有独家的商品，而且只是卖奶粉和纸尿裤，其他品类都没有，那我觉得这个店未来肯定要被市场淘汰。

刘磊：就是竞争力会比较弱？

王伟国：对，现在品牌越来越集中化，集中化以后能给的支持肯定也很有限。

刘磊：那喜阳阳爱婴目前面临最大的挑战是什么？怎么解决？

王伟国：第一个是从线上引流到门店的问题。第二个是线上占比的问题。我们的线上占比高位在 35% 以上，但我看过同行的数据，一线城市占比更高，达 50% 以上。而且我们的考核方式可能也存在问题，因为我们之前减员增效，把团队缩小了以后我们这一项占比就比较低。现在我们在做的一件事情就是一定要把线上销售做起来。

还有一个挑战或者是我们没有做好的，就如刚才所说门店的奶粉占比在 50%、60% 怎么办？这样的门店很危险，它的盈利能力肯定很低，如果我再没有主推的、高毛利的、独家的奶粉或者营养品，那这个门店迟早会被淘汰，所以我们现在就是要提升门店的盈利能力。

其中很大一部分是自有品牌和重点主推品牌，特别是每个品类，一些线上做得比较好的、有品牌力的、网红的产品，从市场投入，到人员投入、培训等，一定要把这部分产品的动销做好。我们现在成立的重点品牌事业部就是聚焦于此，目的是提升净利润。最终实际上生意规模只是一个方面，如果一个企业不盈利，甚至亏钱、烧钱去做规模，我觉得都是不可持续的。

刘磊：其实新疆到甘肃的距离还是很大的，当初为什么会去发起这样一些整合？

王伟国：因为距离新疆最近的就是兰州，而且我是甘肃人，我老家就是天水的。

刘磊：所以当时就是基于这样的原因，还有没有其他商业方面的考虑？

王伟国：那会儿以我们在新疆的市场份额来看，就没有明显的竞争对手，所以有比较好的领先优势。再加上甘肃这个市场人口比乌鲁木齐多，相对集中，而且是市场发展的一个成长期。

刘磊：您当时到兰州其实很早？

王伟国：是 2011 年 11 月，带了 7 人来到兰州。

刘磊：所以您怎么看待兰州的这一布局？

王伟国：如果我们当年没有布局兰州，估计现在新疆市场跨区域连锁也会涉及。

刘磊：我们注意到喜阳阳爱婴的微商城和线上布局做得不错，现在的成效具体如何？

王伟国：我们整体的销售，新疆区域能够占到 30% 以上，但甘青宁这边比较弱，所以我们现在也在组建团队，现在是在培训、上系统。目前，我们可以做到给每个股东店一个商城、一个美团外卖或京东到家，而且我们也把整个西北四省的协议都签了，覆盖了我们的核心经营区域和代理区域，包括还有我们现在要做的一些区域。

实际上，婴童店要想做好，像抖音、快手、社群等，你必须要去做这些引流工作，你要不做，市场就会越来越萎缩。

刘磊：其实整个西北，包括甘肃、新疆这些地方，我们觉得它的网购意识可能会比很多南方省弱一些，您花这么大的精力去重视这一块，本质思考究竟是什么呢？

王伟国：因为要有自己的核心竞争力，要与其他企业拉开距离，要差异化。

刘磊：您认为，在这个市场发展过程中，品牌资源和渠道资源如何协同才能避免浪费，提高效率？

王伟国： 咱们就以代理商为例。未来代理商的生存空间是不是越来越窄？实际上，我认为，任何事情都没有完全的利大于弊或者弊大于利。如果代理商有雄厚的资金，能承担垫资角色，能把门店的信息、市场的变化、竞品的变化，及时反馈到厂家，同时又能够把厂家给的一些方案政策或者赠品，或者动销等，帮助门店落实好，如果还有一盘品牌，那我觉得零售商对于代理商存在依赖关系。因为代理商真正发挥了桥梁作用，真正起到了一个服务商的作用。

喜阳阳爱婴这么多年也一直在和这样的代理商和服务商合作，所以这个协同作用是什么？前提条件还是要充分沟通。

刘磊： 如果用三个词来评价，您认为在员工心目中您是一位什么样的老板？

王伟国： 第一，我觉得是"严厉"。第二，大家都知道我是一个很简单的人，知、言、行三者合一，我一直在要求自己的员工、股东以及合作伙伴和我沟通的时候，脑子想的、嘴巴说的和实际做的必须要一致、要统一。如果不统一，我对这个人就缺乏信任，所以我觉得要做一个真实的人。第三，我舍得，舍得与员工共享成果。以前经营良好的时候，给员工发高额年终奖金是很正常的。这么多年，我们也有经济特别紧张的时候，但我没少给任何一个员工工资，没有拖欠任何一个员工工资。

刘磊： 所以您把员工的利益或者员工福利看得非常重。

王伟国： 对，这是必需的。但这个过程对我来说也有一定的挑战，比如，我们现在是五个连锁在一起，未来肯定还有更多的连锁在一起，都是不同的老板、不同的员工，经历不同，学历也不同，在企业文化的交融过程中会存在一些磨合。

刘磊： 现在很多母婴店都面临一个困惑：对员工要求高的时候，他可能就走了；对他要求低的时候，他又没有执行力。怎么去解决这个既有要求，又有执行力，效果还好的问题？

王伟国：我觉得这有几个前提条件。第一是你这个门店有没有亲戚？有没有帮派？或者谁跟谁关系好，谁跟谁关系不好？老板在处事的时候，对老员工和新员工是不是一视同仁？这些都是要考量的因素。

第二是你有没有建立规则。喜阳阳爱婴从一开始就建立了规则，我们公司的企业文化就在墙上，而且不只是在墙上，我们每周一的早晨都会背、会提问，我们永远都是高标准、严要求，永远要求 100 分。因为要求 100 分，他可能做到 80 分，如果你要求 80 分，他很可能就不及格，我觉得这个逻辑是成立的。还有你在建立规则的时候，你有没有培训，有没有培训的人，有没有树立正面标杆。你树立正面的标杆，给人家奖金，甚至让大家去旅游，那这种高标准大家是不是就会模仿，就都会像他一样去做，会更尽心尽力。

此外，公司有没有企业文化，比如，如果老板就是"三天打鱼两天晒网"的人，与员工也不交流，那公司的管理层肯定也不尽心，上梁不正下梁歪。所以，首先管理层要做正面的榜样，而且要有法可依，要有标准，用标准去衡量人。

刘磊：我听说喜阳阳爱婴在这些年已经积累了近百万字的 Q&A，包括产品手册和运营手册等一些运营体系化的内容，现在还在坚持吗？

王伟国：是的。而且我们刚换完系统，前面的都是基于以前系统的，与以前系统有关的肯定要改。但财务、人事、门店管理等系统之外的，比如怎么开店、开店的流程，这些我们还是都沉淀下来了，所以也帮助了很多股东店和加盟店。

刘磊：当时怎么会想到有这样一个大量的积累？

王伟国：最早是我们看到有同行在做，是一本很厚的册子，对我触动很大。因为培训店员要靠传、帮、带，但传、帮、带不只是语言和实践，同时还要有文字，要有标准化的东西，这是很重要的，所以在 2003 年的时候，我们公司就开始建立企业文化的标准化内容。而建立企业文化的过程，实际上也是很漫长、很痛苦的一个过程。要让大家真正认可这个标准，也需要漫长的时间。

代理商是必然且必要的存在

刘磊： 您认为未来的 3~5 年中国母婴零售会发生什么变化？中小母婴店如何存活？

王伟国： 首先，从上游来讲、从品牌商来讲，还会出现集中化。现在可能是三巨头、四巨头，但我觉得至少还会有几十个品牌能生存，系列就更多了，只是头部品牌集中化占的份额还是会越来越大。

其次，就是跨省的这些母婴供应链或者连锁还会再整合，比如有一些连锁已经跨了 7 个省、5 个省或者 3 个省，那也可能连锁中间还会存在一些合作和并购，未来 3~5 年肯定最少也有两三家能够上市。

但就中小门店来讲，需要看是什么类型的中小门店。如果是夫妻店，我觉得会永远存在，因为它的成本低而且灵活。他自己守店，一个月拿上 1 万元、2 万元工资，已经相当不错，比打工强对不对？但是对于一些没有经营经验的，或者眼高手低的，或者有更好发展前途、有更好的生意资源的，或者是没有资金的，有些人也可能会退出。

还有一种是"别看现在闹得欢，就怕明天拉清单"，就是有些连锁看着做得很大，实际上是金玉其外，败絮其中，它可能做了很大的规模，但是它内部有多大的窟窿只有老板自己知道。大家知道咱们母婴连锁爆雷的也有几个，我觉得后面可能还有雷会爆。所以我希望我们这些老的从业者能够坚守初心，希望我们都能够剩者为王，都能留在牌桌上。

刘磊： 品牌集中化和渠道集中化之后，您认为省级代理商和地级代理商还有没有存在的必要？出路何在？

王伟国： 肯定会存在。

第一看品类，有些品类可能难做一些，有些品类可能好做一些。因为不是所有的品牌商都有那么大的销售团队渗透到县城及乡镇门店，代理商在这中间首先承担的是一个垫资商和物流商的角色，这是最基本的存在价值。

第二，这个代理商能不能选好品，选一盘货，选这个门店所需要的品牌。

此外，这个代理商能不能将品牌商的市场信息、产品销售信息、竞品信息给到门店，以及能不能将门店或者自己更加合理的、更好的建议给到品牌商，去提升品牌的形象和市场占有率，自己有没有能力去跟这些零售终端达成一定的铺市率。同时有人服务到门店，做好代理品牌的动销，比如每个节庆的活动，包括消费者的投诉，包括协助厂家做品牌力的打造。

而且，如果这个品牌是代理商很看好的，认为这个品牌有潜力，同时厂家的高层也是做事业而不是简单就想盈利的，价值观相同，可能你就还要拿出利益、利润来投到这些重点品牌或者独家品牌，就是把产品的销量做大，放水养鱼，长期主义。但代理商不太可能又去开店，又去做品牌，因为很多商业不可能共融到一起，有的只能做企业，有的可能是做全国市场，有的就转型做品牌而不做代理商，这些在于个人的选择。但生意的逻辑你要先想明白。

刘磊：所以代理商的存在是必要的，只是今天要求越来越高，就看你能不能去承担这种要求，或者标准？

王伟国：对，机会还是很多，因为还有品类，比如全家营养品、骆驼奶粉、成人奶粉、儿童奶粉等，这些品类越来越多，经营的空间也非常大。

访谈总结

自 1998 年起，王总便投身母婴行业，从商贸做起，1998 年开始喜阳阳爱婴的母婴零售事业，这种专注与专业不仅源于其对母婴行业的热爱，更源于对母婴健康的深刻理解。在 2023 年 10 月的《精耕者》访谈第一季中，我们更加深入地进行了沟通交流。他的观点深刻，紧扣客户和价值，相关访谈视频也很受关注。

精耕西北母婴市场 28 年，喜阳阳爱婴在王总的带领下会聚了一支目标明确、勤奋拼搏的精锐之师。面对困难，他们勇敢无畏，始终冲在第一线；面对挫折，他们不屈不挠，不断化危机为动力，喜阳阳爱婴在中国母婴渠道西北市场树起了一面飘扬的旗帜。如今，喜阳阳爱婴以客户需求为导向，形成了有关门店管理、团队打造以及包括 ERP、会员管理、精准营销、线上商城、大数据收集在内的 5 套 IT 管理系统，为万千母婴消费者提供了优质服务。

在团队管理方面，王总认为最好的管理是满足人性，因此重视员工福利，待人大方、舍得。但同时也十分强调知、言、行三者合一，重视规则和标杆的力量，要求管理层要树立正面的榜样，要有法可依，要有标准，用标准去衡量人。在门店运营方面，王总也总能提早布局，2011 年就进军兰州市场。自 2014 年开始便着手线上，从腾讯、有赞微商城到抖音、美团、京东到家等，在整个经营过程中实现了各环节的链接，较好地提高了运营效率。

从新疆起步，到扎根西北四省（自治区），王总持续为母婴行业的发展贡献力量。

广西企鹅宝贝创始人戴国全

敢想、敢做、敢为人先

精耕者语录

◎ 品牌不一定要做多，而是要做精，只有更深度合作，才更有
希望做好。

◎ 把最坏的结果想好，如果能承受，就去做。

◎ 要给到消费者更多的体验和购买方式，不仅仅局限于线下。

精耕者简介

戴国全 广西企鹅宝贝创始人，母婴行业 12 年精耕者，从服
装行业到母婴行业，成为跨行先锋、全能型领导，带领企鹅宝贝
成为桂西南母婴连锁优秀企业代表。企鹅宝贝成立于 2012 年 6 月，
是一家集孕婴童用品零售、婴儿游泳、小儿推拿、产后康复等于
一体的孕婴童连锁。秉承"诚信·利他·合力·共赢"的经营理念，
为更多的妈妈和宝贝提供健康安全的平台，成为"百万精致妈妈
的选择"。目前，企鹅宝贝在组织结构及团队建设，线上线下融
合运营，产品精耕及运营、优秀店员成为合伙人等方面具备较好
的优势。

在婴童智库＆奶粉智库2024年4月举办的第二届中国奶粉品牌节、第二届中国羊奶粉品牌节上，企鹅宝贝获得"中国母婴渠道优秀品牌奖"荣誉奖项。

创业一定有赌的成分

刘磊：作为创始人，您怎么定义企鹅宝贝？

戴国全：企鹅宝贝是一家有爱有温度的企业，对消费者有爱心，能为消费者提供更多价值。对于企鹅宝贝员工来说，我们团队是一家自下而上，有凝聚力、执行力、自驱力的企业。

刘磊：核心竞争力是什么？

戴国全：核心竞争力在于我们团队的凝聚力、执行力、自驱力，让企鹅宝贝在整个母婴行业，在广西母婴市场有很好的立足之地。

刘磊：企鹅宝贝能取得今天的成绩，您认为是在哪些关键节点做对了哪些关键的事情？

戴国全：第一，应该是选对了行业，选择大于努力。第二，正确的战略布局。我从浙江到广西之后，其实一直是在南宁发展，但转行母婴赛道，我的第一站却选择百色，从百色起步，最终在百色站稳脚跟，然后从百色发展到南宁和崇左，接下来就是布局整个广西。

刘磊：回顾过去的创业历程，您会用哪3~5个关键词来概括？

戴国全：敢想、敢做、敢为人先。广西本土的人思想可能相对保守一些，而我是温州人，敢想、敢做、敢为人先，相对会走在前沿。

刘磊：您觉得这样的特质对您创业的成功发挥了什么作用？

戴国全：这个帮助是很大的，因为很多内容你不敢去想的话，你就更不敢去做，就更不会有任何结果。只有你去想了，把最坏的结果想到，如果能承受就去做；只要去做了，相信就一定会有收获或者结果。

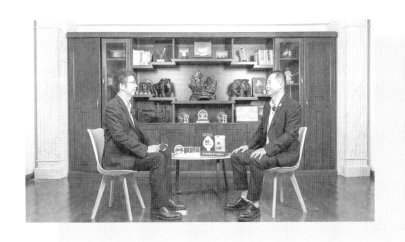

◎ 访谈地点：中国·南宁

◎ 访谈时间：2023 年 10 月 23 日

刘磊：这里面有赌的成分，如果最坏的结果您能承受，那就去干？

戴国全：是的。现在创业成功概率不可能是 100%，所以一定有赌的成分。我在创业过程中，包括做母婴之前，也失败过，但只要我还能重新振作，继续出发，我觉得就一定有机会。

刘磊：今天有很多人觉得母婴行业不能做了，您觉得还值得去坚守吗？

戴国全：每个行业都有一条发展曲线，现在可能是一个相对低点，但我认为未来还会进入一个稳定期。所以，至少未来 10 年，我都会继续坚守这个行业，努力为母婴行业作一点贡献，为消费者提供更好的服务和商品。

刘磊：那在过去的创业历程中，您有没有"踩"过"坑"？遇到过哪些困难和挑战？怎么应对？

戴国全：2014 年的时候，我们开了两家大店，每家店有 1000 平方米左右，当时因为我们缺乏大店的运营能力和管理经验，导致这两家店连续亏损，最后有一家店关闭了，有一家店扭亏为盈，保留了下来。到现在我们觉得母婴这个板块，其实门店不需要做得特别大，所以我们现在的门店整体店型都是

201

在 100 平方米左右，不超过 200 平方米。

再就是我们在 2020 年，引进了一个职业经理人团队，但最终没有达到我们的预期。2022 年年初，我又重新回到了公司总经理的位置。所以我认为，创始人还是需要掌控大局、合理放权。

刘磊：所以在这个特殊阶段，其实创始人一定要亲自参与"打仗"？

戴国全：对。应该抓好大方向、做好把控，才能更好地掌握这个度。

刘磊：经历过行业之前的超级繁华，也经受着今天的严峻内卷，您有没有落差感，甚至是焦虑感，怎么应对？

戴国全：前期我们还是非常顺利的，到 2020 年，我们想突破、想发展就引进了职业经理人团队。但这批团队撤退后的那 3 个月，我有很强的落差感及焦虑感。经过近 3 个月的调整，在原有团队的认可及支持下，慢慢地我们就走出了当下的困难。所以，到目前为止，我还是很乐观，很自信。

刘磊：回头去看那个原点的时候，您怎么看待这种创始团队和职业经理人团队之间可能存在的冲突，或者说您后不后悔曾经引进职业经理人团队？

戴国全：这谈不上后悔，这条路我必须走，只是走在前还是后的问题。在这个阶段，我已经走过来了，对我来说也是一种"收获"。

刘磊：所以可能未来，如果您继续扩张的话，就有了更多的经验和感受，可以更好地避免这些问题？

戴国全：对。

刘磊：那您觉得今天开一家门店，和过去相比，比如您的创业初期，有什么区别？

戴国全：今天这个环境下再去开一家门店，如果你没有很强的供应链以及整套的标准化管理输出，我不太建议大家再去开店，而过去只要你敢想、敢做、敢为，开店基本上能够成功，这就是最大的区别。

刘磊：作为创始人，您今天的工作和创业初期以及五六年以前有什么样的变化吗？

戴国全：今天的形势下，我其实主要是做企业的战略和规划，把控好各项指标，其他的事情更多是团队在做。而在创业初期，基本上所有的事情我都要亲力亲为，从开店选址、装修、货品组织、陈列，到市场营销、门店日常运营等。

刘磊：那您怎么保证更好地了解一线市场的变化，从而做出较好的战略决策？

戴国全：前期我也是从一线打拼过来的，我开店的前两年基本天天都在一线，所有的内容我都自己做了一遍，所以我对一线的整个流程，包括跟团队的配合等都非常熟悉。所以现在更多的是聚焦于企业战略规划、机制及流程的制定，从而让团队有更强的目标和更好的方法。

现在的门店不需要做太大

刘磊：如果用3组词来评价自己，您认为在员工心目中您是怎样的老板？为什么？

戴国全：我认为有3点：第一，大家认为我比较大方；第二，是愿意给予信任，也就是说愿意给大家犯错的机会；第三，是大家感受到了我大爱的情怀。

刘磊：大方、包容、大爱，怎么理解这个大方？

戴国全：我们在2015年的时候实行了股改，那时我们企业其实只有13家门店，但我坚持要实行投资分红股，和大家分享更多的利益。当时团队都很震惊，觉得公司的盈利表现这么好，居然还愿意跟大家分享。当年大家分到红以后，整个团队都特别开心，后面就有更多的人入股。这项工作一直持续到现在，现在每年大约50%的利润都是拿出来分给团队的。

刘磊：这个分配比例还是相当高的。

戴国全：对，未来我希望能够拿出更多的比例分享给团队。

刘磊：怎么理解有爱呢？

戴国全：我们企业有一个爱心基金，对一些有困难的同事，公司会根据实际情况，尽可能给大家帮助等。

刘磊：关于门店的经营和发展，您今年思考最多的问题是什么？

戴国全：思考最多的应该是如何破局，如何能够让企业活下来、活得更好。

刘磊：怎么理解这个"破局"和"活得更好"？

戴国全："破局"就是如何找到更好的模式或者经营理念，让企鹅宝贝有更好的发展。我们现在一直在经营南百崇（南宁、百色、崇左）市场，但接下来我希望能够走出南百崇，面向整个广西。

刘磊：进一步拓展广西市场？

戴国全：对，我们做了一个百城千店的项目，已经在筹备启动中。

刘磊：您认为这个拓展是必选项还是可选项？

戴国全：我认为这是可选项。行业现在也有很多种整合模式，就是看选择什么样的方式或者模式更适合，这是最关键的。

刘磊：为什么您之前说有 80% 的生意可能都不在店内发生了？您会有担忧吗？

戴国全：确实，现在顾客的进店率越来越小，导致很多销售其实不是在门店成交，而是在手机端。我们的员工很多都是通过手机跟顾客产生联系，在手机上告知顾客活动信息，如果顾客需要购买，可以直接在手机端以及我们的小程序商城上下单。我们每个门店都至少有 1~2 个社群，社群活跃度也很高。

前期是会有一些担忧，但现在也坦然了，现在更多的是要把会员服务做好，至于他在不在线下成交其实没关系，只要会员依然在我们这里成交就可以。

刘磊：基于此，您会对门店经营做哪些方面的调整或者优化？

戴国全：我认为，现在的门店不需要做太大，把门店做小，把产品做精，把服务做好，把线上做强。其实我们一定要给消费者的是更多的体验，更多的购买方式，而不仅限于在线下成交。

刘磊：从门店的经营角度，您最怕厂家做什么？最喜欢厂家做什么？

戴国全：最怕厂家在市场秩序的维护上不够有决心或者意志不坚定。现在有很多品牌市场秩序维护得不是很好，窜货乱价现象非常普遍。所以，我希望同时倡导品牌方能够更好地维护市场秩序，会让我们终端门店，对品牌发展更有信心。

我们肯定喜欢品牌方做好终端服务以及会员服务，能够帮助我们更好地开新或者动销。这两年品牌方在这方面的动作其实变少了。

刘磊：少的原因是什么呢？

戴国全：现在市场秩序不好管控，品牌方可能会更多地投入别的方面。而对终端来说，可能又会因为市场秩序没有被管控好，从而与品牌方的配合就不如之前那么紧密。针对这两点品牌方也应该更好地去关注。

刘磊：如果这种情况持续的话会不会进入一个恶性循环？

戴国全：一定会。如果市场秩序维护不好，品牌方服务意识又不强，那以后就会打价格战，对整个母婴行业、整个市场都并非好事。

刘磊：那您觉得它的拐点将会出现在什么时候，或者这种拐点出现的契机会是什么？

戴国全：终端渠道要抱团，要真正去抵抗现在市场秩序问题，让品牌方更加重视这个事情，从而把市场秩序维护好，把更多的费用、精力放在会员服务上。

刘磊：企鹅宝贝目前面临的最大挑战是什么，怎么解决？

戴国全：最大的挑战还是在于团队。如前所说，这几年我们希望能够走出南百崇，面向整个广西，但要想真正面向广西，我们还缺乏更优秀、更合适的人才和团队。所以接下来我们会有更多团队组建的动作。

刘磊：我注意到企鹅宝贝目前有直营模式也有加盟模式，当前就全国来看，加盟模式有做得好的，但也有很多割韭菜的现象，企鹅宝贝的加盟模式有没有受到过质疑？怎么应对？

戴国全：肯定有。前期的加盟，无非就是两种形式，一个松散型，一个紧密型。

我们是由浅到深的合作，所以前期一定会受到同行、品牌方的质疑，认为我们可能过于松散，没法对加盟店有更强的管控。但我们的初心或者理念一定是走紧密型，或者是所谓的整合型、合伙型等，最终目的肯定要可控。

刘磊：当前是行业发展的一个重要拐点，您认为对于母婴连锁而言，商品、数字化、人才打造、运营能力、会员服务，这五个维度的重要性排序是怎样的？为什么？

戴国全：我首选商品。因为后面4项更多是内功的提炼，在现有环境中，就算你把这4项做好，但带来的贡献和价值可能不如商品。如果把商品结构规划或者调整好，最终给我们增加3~5个点的利润贡献，相对容易一些，而内功是需要阶段性持之以恒的。

其次是运营能力、人才打造以及会员服务等，最后我认为才是数字化。现在谈数字化，对我们来说为时过早，现在的母婴行业更多的是在信息化阶段。

刘磊：现在很多母婴店都有一个困惑：当我们对员工要求高的时候，他可能就走了；但对他要求低的时候，他又没有执行力，结果也不好。怎么实现要求高、执行力强、效果还好的结果？

戴国全：我认为，最大的原因就是我们做了这个投资分红股，给了大家很强的驱动力。还有公司的流程标准化，让大家知道怎么去做、愿意去做，这是最核心的点。

刘磊：在团队的激励和培训方面，您有哪些秘诀可以和大家分享？

戴国全：激励方面，比如我们有季度达标奖、年终奖、年度超额奖等奖励，再加上我们的分红股。培训方面，其实我们2017年就成立了商学院，在人才打造和培养上做了很多建设，比如有新员工的培训、销售精英的培训、金牌店长的培训等，一直延续到现在。

刘磊：团队管理方面目前企鹅宝贝有哪些挑战或者难题，怎么解决？

戴国全：我们整个后台的团队组建是比较完善的，最高峰的时候超过100人，各个部门也非常全面，工作流程都做得很细，但发展到现在会觉得效率相对较低。所以我们现在做了一些优化和调整，进行扁平化管理，能有更高的效率和更好的表现。

整合是必然趋势

刘磊：您认为广西的母婴渠道有什么特点？

戴国全：就广西母婴行业目前来看，各个区域都有一些连锁，但是没有一家是真正面向整个广西的，甚至没有做得很好的一个连锁。广西还有一个最大的特点是母婴人非常包容，融合性强，而大多数外省很难做到这一点。

刘磊：可能彼此的利益还没有产生直接的冲突，或者这种冲突还不够明显？

戴国全：有些区域也有一定的冲突，但是他们还是能够坐在一起很好地交流沟通。

刘磊：那怎么看待目前广西的这种渠道整合呢？

戴国全：广西现在的渠道整合发展得并不快，相比全国，广西目前走得相对滞后，我相信，接下来应该会进入快速整合期。

刘磊：企鹅宝贝会在其中扮演什么样的角色？

戴国全：企鹅宝贝必将走在前沿，不管是整合还是被整合，都一定会去积极拥抱，因为整合是一个必然趋势。

刘磊：那您认为广西同行今天有没有这种意识，有没有这种紧迫感？

戴国全：意识是有的，但是紧迫感不强。今年包括这两个月，我们都在跟很多母婴同行交流，大家其实有这方面意识，但是不愿意迈出这一步。所以我说还欠一些火候，还需要找一个更好的点推动一下，才能让广西母婴人更好地拥抱在一起。

刘磊：这个点燃的点会是什么？

戴国全：应该是整个行业的竞争持续恶化或者压力更大的时候，或者有外来连锁进入的时候。大家更有危机感，才更容易抱成团。

刘磊：这可不可以理解为是今天整合的本质点？

戴国全：我认为是的，因为外省的危机感更强一些，所以它们会走在广西的前面。

刘磊：您说"整合是未来的必然趋势"，为什么有这样的预判？

戴国全：以药店为例，10年、20年前的药店跟现在的母婴店其实很像。回看现在的药店，全国的百亿连锁那么多，你再看看中小型药店，很少。所以零售行业的本质，一定是越来越聚焦，这是必然的。

刘磊：也就是会更加规模化、连锁化。

戴国全：是的。

刘磊：您认为整合是一个可选项还是必选项？

戴国全：必选项。

刘磊：为什么？

戴国全：因为未来的零售行业一定是连锁化。像药店一样，10年前、20年前还有很多中小型药店，现在几乎没有了，都成规模化或者连锁化。母婴行业未来也一定会如此，所以整合是必选项。

刘磊：您怎么看目前奶粉在母婴店的占比超过了50%甚至60%，但毛利率过低的情况？

戴国全："无奶粉不母婴"，现在大部分母婴连锁奶粉的占比其实都在50%~60%，这很普遍也很正常。至于毛利率过低，这也是行业的一个现状。如果要改变这个现状，我认为还是应该在奶粉的商品结构上面做调整或者优化，你要定位为有流量品、专供品以及别的一些细分品类，比如羊奶粉、有机奶粉以及儿童奶粉，要更多地聚焦一些细分品类。只有更好地优化或调整品类结构，才能更好地提升毛利率。

刘磊：那您有尝试过其他的细分品类吗？

戴国全：有。不只是奶粉，我们现在也在关注营养品、零辅食以及用品、快消品等。在用品、快消品方面，我们主要是以儿童及家庭为中心，这两年做得还不错，有一定增长，所以能在当下奶粉利润很低的情况下经营得还不错。

刘磊：就是在一定程度上平衡了奶粉的结构。

戴国全：对，我们奶粉结构现在的占比大概是 56%，但其实有很多门店现在已经超过了 60%。

刘磊：我注意到企鹅宝贝的儿童粉今年增长接近 30%，怎么做到的？

戴国全：第一，要自上而下关注这个品类，战略层面还要有布局。年初我们就认为未来母婴要更好地去关注 3 岁以上的儿童粉，所以我们做了这样一个聚焦项目，做了整体的儿童粉规划和深耕。从陈列上面把儿童粉独立出来，让大家更好地去关注，并且给大家一定的目标、激励。截至目前，我们的确是同比增长了 30%。

刘磊：您怎么看羊奶粉、有机奶粉、特医食品等细分品类的一些机会？

戴国全：羊奶粉这几年在整个广西的经营非常不错，有机奶粉的经营相对差一些。而特医板块是未来需要我们更多关注的，因为其实现在有很多宝宝存在过敏现象以及一些问题，所以我觉得该板块未来还有很大的增长空间。

刘磊：我们了解到企鹅宝贝的羊奶粉占比现在超过了 18%，应该是非常高的占比，有哪些经验可以给大家分享？

戴国全：第一，广西羊奶粉的经营比别的省相对好一些。第二，我们比较关注或者更聚焦，目前我们主要做 3 个品牌，进口以佳贝艾特为主，国产以宜品蓓康僖为主。羊奶粉的话，你只有不断地去聚焦或者精耕，品牌方对你的关注和支持才会更大，所以我认为品牌不一定要做多，而是要做精，跟品牌方能更深度合作，才有希望把这个品类做得更好。

刘磊：所以其实是选好战略单品，去形成一个较强的互补。

戴国全：对，是这种强关系的合作或者共赢。

母婴零售的未来是专业化、连锁化、规模化

刘磊：未来的3~5年，您认为中国的母婴零售会发生什么样的变化？

戴国全：未来一定会是专业化、连锁化及规模化。

刘磊：那您认为中小母婴店如何存活？

戴国全：要么走差异化的经营理念，要么抱团，我认为这是其两条出路。

从差异化来讲，比如一些小店，它可以做专业型门店、调理型门店、网红店、精品店等，跟连锁有一定的差异，这样才有机会生存下来。

中小型母婴连锁未来要么去拥抱更大的连锁，大家一起整合、一起抱团，要么在自己区域里更好地精耕，把整个产业链做得更全，有更强的护城河，不仅仅是靠商品盈利，更多的是靠服务盈利。

刘磊：您认为，在这个过程中，调理型门店是否具备做连锁的条件和可能？

戴国全：我个人认为不太具备，也不太可能，因为调理型门店对员工的专业性要求太高。

刘磊：那您建议中小母婴连锁转型调理型门店吗？

戴国全：这个主要看老板的意识，如果他要用几家店去转型，我建议不超过三家，超过三家店都很难成功。因为老板的精力、专业性等都是有限的。

刘磊：未来的3~5年，您能否畅想企鹅宝贝的未来？

戴国全：一定是走整合这条路线。我们希望企鹅宝贝未来3~5年能够走得更远，那就必然要去整合。

刘磊：品牌和渠道集中化后，您认为省级代理商和地级代理商能否存活？其出路在哪？

戴国全： 地区性代理商压力可能会越来越大。未来更多是形成一些省级性或全国性的代理商，因为其能给渠道更多的赋能，比如资金方面。渠道集中了以后，一些渠道可能会涉及跨区域，要么跟品牌方直接合作，要么找省级代理商去托盘，或者给一定的服务，而地级的代理商是很难做服务的，如果品牌和渠道集中化，其压力会越来越大。

刘磊： 这个过程中，您为什么会觉得省级代理商会成为更大规模或者更集中的一种对象，而地级代理商会面临这样的一些困境？

戴国全： 就像我们渠道一样，整合以后它会形成一些省级连锁或者一些地级比较强的连锁，未来的中小型连锁或者是母婴单体店可能会变少。而在代理商层面，我认为也是如此，品牌、渠道集中化以后，会有更多的省级代理商来给这些渠道或者门店赋能。

刘磊： 那您觉得代理商的价值究竟是什么？

戴国全： 价值就是能够提供更好的服务，比如，帮助品牌方给渠道开新，做活动，做动销，而目前广西少有具备这种动销力的服务代理商。

刘磊： 你们需要的是哪一种类型的代理商？

戴国全： 目前，奶粉方面我们很少跟代理商合作，我们都是直接跟品牌方合作，因为我们不需要代理商垫资，更多是希望有服务力、动销力的代理商。

 访谈总结

在婴童智库 & 奶粉智库 2023 年 4 月举办的首届中国奶粉品牌节暨羊奶粉品牌节上，戴总表示"无奶粉，不母婴"，并强调母婴店应该重视品类的发展，在品类目标确定后要自上而下做好落地。在 2023 年 10 月的《精耕者》访谈第一季中，我们更加深入地进行了沟通交流。他立足于零售本质，思维深刻，实干务实，对母婴零售的启发性强，相关访谈视频也很受关注。

扎实的一线经历让戴总始终保持着敏锐的市场洞察力，能够在关键时刻把准市场脉搏。戴总重视团队建设，打造凝聚力、执行力和自驱力；重视品类经营，坚信母婴零售的专业化、连锁化、规模化发展之路；坚信聚合力、赢未来。在组织架构，扁平化管理，线上线下融合运营，降本增效，产品精耕，优化选聘，门店运营成本优化，优秀店员成为合伙人，给大家成长空间和福利等方面持续努力。

面对当前的行业困境，戴总直言"现在的门店不需要做太大，把门店做小，把产品做精，把服务做好，把线上做强"。先活下来，才能活得更好。而在面对奶粉占比高利润低的情况，他积极调整产品结构，将羊奶粉、儿童粉等细分品类放在重要的发展位置，最终为门店带来业绩增长。而面对发展和整合的可选项与必选项，他坚定地走在前面，带领团队拓展整个广西市场。

靠兴趣和爱好做事只能小成，靠使命和责任做事才能大成。正是因为戴总的责任与担当，从服装到母婴，他不屈不挠、专业精耕，摸索出了企鹅宝贝的成功之道，而这些都将在访谈中给读者以启迪和思考。

在本书定稿之际，广西母婴市场整合加速、风起云涌，期待企鹅宝贝再接再厉，进一步发展，也祝愿广西母婴市场更加健康良性发展。

CHAPTER 4

第四章
母婴渠道精耕者访谈纪要

在母婴渠道精耕者访谈实录之外，为了更好地呈现更多中国母婴渠道的现状、特色和经营思考，我又特别地采写了孩子王、孕婴世界、爱婴岛的稿件，它们在婴童智库＆奶粉智库2024年4月举办的第二届中国奶粉品牌节、第二届中国羊奶粉品牌节上，均因"专经营之本，护母婴健康""穿越周期，逆势而上，领航母婴零售新变局"，获得"中国母婴渠道品牌标杆奖"荣誉奖项。

借由它们的经营之道、精耕之思，精耕之行，给行业从业者更多启发和思考，亦希望能聚集更多品牌和渠道的力量，助力中国母婴行业的欣欣向荣。

孩子王

用户为本，创新引领，价值护航

精耕者语录

◎ 坚持以用户为中心创造赋能供应商，以"不同"致"不卷"，让协同更有价值。

◎ 要打造产业智慧新生态，如果没有底座，没有基础设施的能力，永远只能是个愿景。

◎ 当品牌从纯商品向"商品＋服务"转型时，就是从单车道转向了十车道。

精耕者简介

孩子王，创立于 2009 年，总部位于江苏南京，是一家以数据驱动、基于用户关系经营的创新型亲子家庭全渠道服务商，在业内首创了以会员为核心资产的大店模式、"商品＋服务＋社交"运营模式、育儿顾问式服务模式、重度会员制下的单客经济模式，并快速成长为中国母婴童零售行业知名品牌。

2023 年 8 月，孩子王成功收购乐友国际 65% 股权，成为母婴童连锁行业首家规模近百亿的企业，且门店数量超过 1000 家，

> 覆盖江苏、安徽、四川、北京、上海、浙江等 21 个省（市），
> 200 多个城市，行业龙头地位进一步增强。

孩子王的财报显示，2023 年实现营业收入 87.53 亿元，同比增长 2.73%，剔除可转债利息支出及股份支付费用后，归母净利润同比增长 55.70%，实现了营收利润的双增长。探求孩子王增长背后的底层逻辑，通过其 15 年来始终以用户为中心的不懈精耕或许能够窥见一隅！

精耕用户：创新定位、精细化运营

基于对用户的深刻理解和对发展战略的笃定，孩子王"生而不同"，以新颖、精准的品牌定位形成了强大的竞争区隔。聚焦准妈妈及 0~14 岁儿童群体，专注大店模式、高端选址和单客经济，孩子王始终围绕用户进行价值创造，并在此基础上进行深度用户画像分析，建立了"千人千面"的用户标签体系。截至 2023 年 12 月，孩子王累计会员人数超过 8700 万人（含乐友国际），2023 年会员贡献收入占孩子王全部母婴商品销售收入的 98% 以上，其中黑金会员（付费会员）约百万人，单客产值为普通会员的 10 倍以上。

值得一提的是，其创新推出的全龄段儿童生活馆，堪称为行业打造了满足"一大一小"消费新场景的范本。以 1~3 岁婴童为基础人群、4~6 岁儿童为核心人群、7~14 岁儿童为重点人群，围绕"学、趣、购"三大方向，进一步细分目标客户群，全面满足亲子家庭丰富多样的成长体验和寓教于乐的互动需求。儿童生活馆无论是对精准客户群的持续锁定，还是从空间到场景，都致力于完整解决方案的提供和高质量圈层社交的打造，从外到内做到了创新引领。这在一定程度上和现代管理学之父彼得·德鲁克的"创新是指提供更好更多的商品和服务，或创造一种新的需求，或发现旧产品的新用途"的观点不谋而合。

因此，尽管近几年全国出生率逐年下滑，但得益于 2016 — 2017 年出生率高峰带来的中大童市场结构性红利，以及龙年生育率提高带动的行业需求增长，孩子王更高效、更精准地享受了该部分市场红利。

精耕生态：融合发展，全渠道触达

在精耕用户的基础上，孩子王不断迭加生态场景。秉承"消费者在哪儿服务触点就在哪儿"的理念，孩子王率先打通了线上、线下全渠道全链路数字化管理，同时持续迭代升级，确保品牌与消费者互相感知和交互的触点无处不在。其创新采用全渠道策略，打造的"无界 & 精准"运营模式，构建了包括线下门店、社群、App、小程序四大私域场景以及小红书、抖音、大众点评、美团、京东五大公域场景的全渠道全场景增长模型，实现了线上线下全流程、全场景信息互通，进一步深化了孩子王"互动产生情感—情感产生黏性—黏性带来高产值会员—高产值会员口碑影响潜在消费会员"的整套"单客经济"模型。

而为了支撑全渠道的运营，孩子王建立了包括中央仓、区域仓和城市中心仓在内的三级仓储体系，以及近两百个城市前置仓，形成了"供应链 + 本地生活服务 + 同城即时零售"的仓网布局优势，可以实现全国范围内的快速配送。

2023 年年初，孩子王还启动了百城万店计划以进一步拓展全龄段儿童成长服务市场。积极与城市头部商户合作，共同打造同城服务联盟，实现会员资源的共享与互补，强化同城运营能力。基于"孕产加""成长加""同城加"三大服务平台，孩子王构建了完善的城市化服务生态圈。目前，已入驻的联盟商户超万家。同时成立城市化运营组织团队，目前，已实现了近 50 个城市的全面覆盖。

此外，孩子王坚守"互动是用户关系第一性"的原则，配合大量的线上线下互动活动，扩大消费场域，构建用户场景，激发其消费欲望，并在该过程中积累了丰富的用户数据，反哺孩子王的生态体系。

精耕服务：专业服务，构建深度关系

在精致养娃的时代背景下，母婴童赛道也迎来一场大变革。一是中国母婴童新生代崛起，母婴人群对于养育及消费的理念不断革新，全维度需求持续升级；二是母婴童市场向更多元化、细分化、科学化的方向加速迈进，消费者对品质和个性化、专业化的需求不断提高。时代的变革总会产生阵痛，但孩子王以专业服务构建的与用户之间的黏性，成为拉开与其他母婴童渠道距离的关键因子。

在私域运营策略方面，孩子王不仅设立了多样化的社群以满足宝妈不同阶段、兴趣的需求，如育儿交流群、早教分享群、孕期知识讨论群等，而且将专业服务无缝融合进互动中。

对于当下已经数字化的消费者，孩子王通过"科技力量＋人性化服务"为每一位会员提供拥有国家育婴师资质的专业育儿顾问＋一个工程师，还有三甲医院多年工作经验的育儿专家提供免费咨询服务，在线上线下不同场景帮助用户解决在育儿过程中遇到的各种问题。这些全方位的服务既提高了社群的价值感，也深化了用户对品牌的信任度，成功地将私域流量转化为深度用户关系。

精耕数字化：从数字化到智能化，不断进阶

数字化是时代发展对母婴童渠道的必然要求，而从数字化到智能化是母婴童渠道实现自我价值的进阶与升级。当前，根据发展阶段和生存模式的不同，有的母婴童渠道正在探索数字化的路上，有的已经取得了阶段性成果，

孩子王便是其中之一。据悉，在数字化的投入上，孩子王每年要花费上亿元，并沿着"信息化—在线化—智能化"发展路径，实现了"用户、员工、商品、服务、管理"等生产要素的数字化在线，且不断向智能化迭代，真正做到全方位赋能门店运营。

利用数字化工具进行用户行为追踪、数据分析和智能营销，孩子王有效地提高了私域流量的转化效率，实现了商品推荐的智能化、营销活动的精准化以及会员权益管理的自动化。还将诸如 KidsGPT、智能客服等人工智能技术融入服务，实现 24 小时不间断的专业在线服务，最终实现服务线下体验、线上闭环，从而深度解锁全龄段儿童服务赛道，在母婴童行业树立了智能化运营的新标杆。

从数字化到智能化，孩子王凭借强大的数字化技术能力为千万家庭提供更高效、更专业的数字化体验。面向未来，孩子王表示将加大 AI 探索应用，进一步发挥 AIGC 智创平台作用，用科技的力量更好地服务亲子家庭。

精耕市场：开放加盟，终端市场进一步下沉

2024 年，孩子王正式开放加盟业务，以"大店 + 小店 + 加盟 + 其他"方式，为更多亲子家庭创造价值，共享已有的门店数字化管理和会员精准营销的核心能力，推动行业健康有序发展。孩子王联合创始人兼 CEO 徐伟宏曾表示，孩子王的商业逻辑是"服务商""关系网"，通过"商品 + 服务 + 社交"模式，坚持以用户为中心，精耕母婴童行业，围绕"扩品类、扩赛道、扩业态"三扩战略，坚决取得"儿童生活馆、非标增长、同城亲子"三大必赢之战的胜利，全面挖掘产业链价值。放眼整个母婴童行业，孩子王的"三扩三战"同样具有创新价值和指导意义，体现了母婴童行业标杆企业对时代责任的担当和引领。

北京大学光华管理学院院长刘俏在《从大到伟大 2.0：重塑中国高质量发展的微观基础》一书中说："任何个体都不能摆脱家国和时代大潮的冲击和裹

挟。在这个急需我们去反思技术、反思文明进程、反思发展模式的重要历史节点，在我们赖以生存的智慧和习以为常的秩序受到诸多挑战之时，我们的企业需要去直面各种问题和挑战，去展现'定义美好'的能力和'建设美好'的愿力。"当下也正是迫切需要母婴从业者直面各种问题和挑战、梳理战略体系、坚守专业价值、强化用户服务、创新业务模式、共同去践行这种能力和愿力的时候，而孩子王从内生到外延都在"身体力行"。向内，通过战略聚焦、模式升级、数字化等方式夯实内功，支撑更大发展；向外，积极进行资源整合与赛道拓展，积极通过加盟模式打开下沉市场的广阔空间，持续扩大市场份额并提升整体竞争力。

 访谈总结

孩子王是一家有清晰战略的企业，从创立那天起就决定要做一件有社会责任并且有意义的事情，"想做一件伟大的事情"，并聚焦母婴童行业。10多年来，孩子王因梦想而努力，因用户而精耕，因精耕而创新，因创新而卓越。作为母婴童行业的标杆品牌和长期主义精耕者，孩子王正在努力从卓越向伟大进发。

孕婴世界

1600+ 家门店背后的"三字经"和"一盘棋"

📋 **精耕者语录**

◎ 未来的竞争，一定是品质与价值的竞争。

◎ 知行合一，躬身入局，做简单的生意。

👥 **精耕者简介**

孕婴世界创立于1998年，是一家数智化创新型母婴连锁企业，以数智化的专业服务驱动母婴经营者持续、健康发展，秉承"用至诚的态度提供有温度的专业母婴服务"的理念，致力于成为中国妈妈信赖的母婴连锁品牌；定位于"以数智化中台驱动的母婴特许加盟连锁孵化平台"，孕婴世界始终以加盟商持续健康发展为目标，致力于做深供应链、做强数字化，其强大的数智中台管理系统及供应链整合能力为合作门店打造了较高的竞争壁垒。目前，孕婴世界门店覆盖四川、重庆、贵州、云南、安徽、湖北等省市，服务门店超1600余家，已成功孵化数百名优秀母婴经营者。

截至目前，孕婴世界已经是母婴行业 26 年的精耕者，是中国母婴行业发展历程中的一个重要缩影。追溯孕婴世界的发展轨迹可以发现，1998 年从四川江油起步，2008 年落户成都，26 年来一路扩张，从区县一隅到西南四省，从四川、重庆、贵州、云南，逐步向安徽、湖北等省份迈进。数据显示，孕婴世界 2022 年覆盖会员 400 万个以上，门店面积超过 20 万平方米，成为西南母婴零售的"隐形冠军"，创造了独特的 B+B+C 商业模式等。孕婴世界的每一次进阶似乎都"精准"地踩中了时代风口，即使是在母婴行业困顿迷茫、整合四起的当下依然保持业绩持续增长，不畏行业艰难，始终笃定前行。它是如何做到的？逆势扩张的底气来自哪里？

本书在梳理中国母婴渠道发展脉络及整合扩张的基本逻辑时，我们看到孕婴世界"有调性、懂人性、抓引擎、拼效率"的"三字经"和"重构母婴新零售棋局"的"一盘棋"。

有调性：赢得众多母婴"老手"的青睐

追溯母婴行业这些年的发展历程，既有老的经验者在不断精耕市场，也有新的入局者加入其中，为母婴行业注入新的活力。在渠道整合加剧的当下，"老手"和"新手"都是被整合的对象，但孕婴世界的加盟定位独树一帜，选择"老手"加盟，比如，门店基础要求拥有至少 2 家处于运营状态的母婴门店，对行业有认知，对管理有认知，并且要有资金管理能力、风险防范意识等。为什么会有这样的选择呢？

区别是在于"新手"加盟者在一定程度上缺乏经验，或想迅速盈利，或没有明确的目标，不知道自己真正需要什么。而"老手"加盟者经历过更多的市场风风雨雨，对市场的感知能力、抗风险能力更强，往往更有经验。一方面，是门店经营沉淀了大量实战基础经验；另一方面，是掌舵人对市场和人员的经营具备了更多的管理能力。所以，孕婴世界便基于此，以加盟商持续健康发展为目标，选择有母婴店运营基础的、有经验的"老手"加盟者，更快更高效地将自己的成功经验进行传授，从而希望能运用自己和加盟者的合力更好地助推行业向前发展。目前，坚持与孕婴世界携手的众多门店都展现出一种对行业的信任、坚定以及长期主义精耕的姿态。

也正是孕婴世界这个加盟的调性，赢得了众多母婴"老手"的青睐，增进了其对孕婴世界的了解和认同，最终双向奔赴达成共赢。在孕婴世界网站可见，近两年来，四川、重庆、贵州、云南、安徽、湖北等省市众多当地母婴龙头加入孕婴世界，例如，四川双流久久爱、重庆万州好孩子、贵州六盘水爱心园、云南官渡福星宝宝、云南普洱爱婴堡、安徽宣城吖吖孕婴、安徽六安爱婴金摇篮、湖北荆门天天爱婴坊、湖北黄石宝宝康、湖北十堰宝贝豆等。

"老手"青睐成为孕婴世界快速发展的重要原因之一，但问题是"老手"凭什么青睐？

懂人性：买品质奶粉，就到孕婴世界连锁，让门店更优质地经营

商业的本质在于满足人性，需在消费者的人性和商家的人性中找到最优解。可以说，懂人性是孕婴世界受到"老手"青睐的重要因素。对品质奶粉的高度关注，是消费者的人性；对经营能力的高度关注，是加盟商的人性。孕婴世界紧紧抓住消费者和加盟商的"人性"，实实在在地满足其需求，寻求懂人性最优解。

一方面，孕婴世界聚焦消费者服务，一句"买品质奶粉，就到孕婴世界连锁"，展现了孕婴世界深谙消费者购物心理，对奶粉品类的高度关注，并以此为核心抓手，强化奶粉的流量效应，抢占区域市场奶粉品类销售渠道的制高点，提纲挈领，形成了核心的产品及服务竞争优势，赢得了消费者的青睐。

另一方面，孕婴世界紧扣门店发展、降本增效等关键目标，聚焦加盟商赋能，始终坚持初心不变。一句"让门店更优质地经营"，展现了孕婴世界

深谙加盟商心理，实打实地为门店带来帮助，形成区域市场的竞争力和影响力，赢得了商业上的成功。消费者、加盟商，双管齐下，孕婴世界创造了加盟商和消费者都满意的独特母婴商业模式。

抓引擎：把握三大关键，赋能门店发展

仅懂人性还远远不够，还要真正服务好人性，建立更持久的合作，孕婴世界打造了三大"引擎"，分别是"专注服务力引擎""优质供应链引擎"和"数智化中台引擎"。

首先，专注服务力引擎。孕婴世界一直坚持合力共赢的理念，服务团队360度为加盟客户提供经营管理服务，涵盖选址、装修、品牌输出、营销服务、经营管理服务等，从方案的输出、落地执行、经营复盘等全流程服务。在此基础上，在精简加盟商人力成本的同时，提升加盟门店的人员能力，也让加盟门店拥有更专业的全方位服务。

为了更加迎合"95后""Z世代"的审美和体验，孕婴世界推出了第五代形象店，打造有颜、有料、有感、有质的门店。力求第一时间抓住消费者的眼球，吸引更多年轻妈妈进店，一站式购齐母婴用品，享受品质服务，并触发分享欲望，自发在门店打卡、宣传。而在时尚外观之下，又是一次对经营效率的革命。通过标准化、模块化、数智化的加持，提升装修效率，在同等面积下提升货品展示机会，以数据驱动陈列决策，提升门店经营效能。

其次，优质供应链引擎。供应链优势是母婴店盈利的关键，也是近两年令众多母婴店头痛的问题。孕婴世界在选品上始终坚持四个维度不动摇：品质优先、美誉度高、背景雄厚、推广力强，用名品保障门店流量，用名品定制保障门店利润，为终端门店输出有保障的畅销产品。与飞鹤、伊利、合生元、佳贝艾特、欧恩贝、海普诺凯1897、君乐宝、宜品蓓康僖、美赞臣、喜安智、好奇、卡布、贝贝酷、露安适、安琪纽特、壹营养、海王、英氏、贝比拉比、

纾泊、海龟爸爸、松达、十月结晶、高洁丝、全棉时代等知名国内外品牌达成了深度合作，将中小母婴实体店直接与全球品牌链接，打造高效的新母婴连锁，为客户提供高品质的商品，为消费者提供营养师、育儿师、专业母婴导购，帮助母婴家庭轻松喂养，做到"专业育儿＆品质保证＆方便快捷"，并以此建立了强大的供应链体系。

最后，数智化中台引擎。孕婴世界自 2015 年开始就致力于打造数智化中台，从数字到数智，孕婴世界倾力投入并不断迭代。数智化中台通过大数据赋能经营与营销策略、通过数智运营工具提高经营与营销效率，帮助品牌商与加盟商提高经营效能。

拼效率：效率驱动效能，获得更大效益

新零售的本质是效率革命，孕婴世界深谙零售效率的重要性，从服务、供应链、数智化中台（管理）等三大引擎出发，力求全面高效，率先打造出自身的差异化优势。一方面，提升品牌运营效率，帮品牌商做到品牌的精准投放、会员管理、活动落地；另一方面，提升加盟商运营效率，帮助加盟商做好数字化、导购培训、工具赋能，用低成本获得优质的后台服务，为全系统运营提供支持，双重认证，保障数据安全，20 余年零售经验的积累，做到系统精细化管理。

比如，30 家门店的区域连锁一般需要采购、市场、销售、客服、培训、电商等庞大团队人员做储备支撑，而在孕婴世界体系，后台人员仅占行业的1/4 不到，极大节约了人力成本，提高了人效。孕婴世界通过高效营销带动全部门店营销节奏一致，例如，"616 抢空计划""916 超级粉丝节"等独家打造的明星活动可以让上千家门店共振，大幅提升会员贡献值，真正实现了消费者精准洞察和运营效率的提升，同时也是门店运营效率的检核与比拼。

一盘棋：重构母婴新零售棋局，打造母婴服务生态圈

目前，孕婴世界门店布局社区、医院、商场，卡位消费者 10 分钟生活圈，消费者下单后可自提、可送货，下单后最快半小时送货到家。形成了"商品＋服务＋体验＋社交＋O2O"的全渠道开新、复购、留存体系，构建了孕婴世界特有的 B+B+C 母婴服务生态圈。

在母婴零售内卷的严峻时刻，众多经营者处境艰难，竞争进入深水区，集中化的机会也正在上演。正如孕婴世界董事长江大兵所说："一年比一年难是众多经营者的共同感受，但也是行业迭代的必经之路。行业面临的不是'洗牌'，而是不会停止的末位淘汰赛，更严峻的考验还在未来，现在只是开始。"

站在今天看过去，孕婴世界在起步阶段要比很多同行看得更远。

站在今天看未来，艰难是行业成型的必然之路，需要信心和远见！

 访谈总结

可以看到，孕婴世界在下一盘母婴新零售的大棋，区域精耕，整合扩张，三大引擎，降本增效，重构母婴新零售棋局，打造母婴服务生态圈，其扩张步伐还在继续，棋局还在展开，这无疑将给母婴零售行业注入更强的信心和活力，有助于为更多的母婴店实现经营赋能，与千万母婴人一起，创造行业新格局。

爱婴岛

厚积 26 年，以战略"三板斧"，构筑发展"桥头堡"

📋 **精耕者语录**

◎ 认准一个领域，努力向下扎根，才能不断向上增长。

◎ 零售的本质是商品买卖，商品的卖力一定是第一位。

👤 **精耕者简介**

　　爱婴岛创立于 1998 年，秉承"挚爱呵护未来的品牌初心"，以"安全、专业、健康"的经营理念，"连锁 +B2C+O2O"的立体零售模式，联合 500+ 国内外知名孕婴童品牌，用母婴顾问管家式的服务态度，为中国母婴群体提供优质产品、婴儿 SPA、产后康复等专业配套服务。同时，爱婴岛定位为一家母婴创业平台及供应链平台，致力于打造完善的母婴产业生态圈平台：B2B 供应链平台、加盟创业平台、新零售服务平台，有效地整合上下游资源，引进最新和优质的母婴产品、知识、服务，助推中国母婴行业高质量发展。

尽管中国零售行业的历史仅几十年，相较于西方一百多年的深厚积淀要短得多，但这片沃土上依然沉淀出不少杰出的零售企业。探究其发展和运营背后的逻辑：一套优秀的商业模式是它们屹立不倒的关键所在。着眼于母婴零售的渠道变革，从昔日的黄金时期迈向现今的黑铁时代，能够持续领航的知名母婴连锁品牌无一不依托独树一帜的商业模式，在瞬息万变的激烈竞争中进化迭代。

爱婴岛作为先行者中的佼佼者，正是凭借其前瞻、创新的商业模式，在母婴零售浪潮中稳健航行了26年，穿越一个又一个市场周期，跨越一次又一次行业挑战，已然成长为驱动中国母婴渠道连锁化、规模化、专业化、数字化、线上线下一体化发展的重要推手。

目前，爱婴岛覆盖华南、华中、华东、西北、西南等17个省（自治区），拥有1800多家加盟、直营门店。尼尔森IQ数据显示，爱婴岛在华南地区的市场占有率已至两位数。在风起云涌的新一轮渠道竞争大幕下，爱婴岛的商业版图仍在不断扩张，而战略"三板斧"乃是其持续稳步前行的重要支撑和引擎动力！

因势而动，厚植经营，独特模式稳根基

回顾近30年的变迁轨迹，中国母婴渠道在网络技术发展、消费人群迭代、新生人口下降等诸多因素影响下，已然发生格局性的深刻转变。在紧跟市场发展步伐的过程中，爱婴岛的第一板斧"战略定力"发挥着至关重要的作用！多年来，其始终保持极强的战略定力，以敏锐的洞察、前瞻的眼光，在一些关键节点上及时调整和优化战略策略和方向，于行业的优胜劣汰中构筑了足够的竞争力。

1998年，爱婴岛创建，第一家门店"珠海妇幼保健院店"开业。

2006年，电子商务网上商城开通，正式经营电子商务。

2006 年，全球供应链打造，与全球 500 个知名品牌开展战略性合作。

2010 年，全国市场布局，以整合收购模式迅速打开华东、华中市场。

2013 年，信息化建设，与 IBM 合作，完成公司信息化体系建设。

2014 年，加盟转型，由直营店模式全面转型加盟模式。

2020 年，运营模式升级，全面推行"老板在店""双店运营"模式。

2023 年，全国战略联盟"孕婴故事""优婴生活"全面启动。

......

综上，我们不难发现，开通线上商城、构建供应链、转型加盟模式、运营模式升级等决策的背后都是爱婴岛因势而动的积极求变。尤其是在疫情的催化作用下，品牌、渠道"双集中"趋势进一步凸显，母婴渠道面临着前所未有的生存发展压力，很多母婴店在人、货、客、场、财等方面面临诸多难题，不得不面对"失血"＞"造血"的艰难局面。哪种运作模式才能让母婴店有效提升经营效率、降低经营成本、增厚竞争壁垒？

通过多年的不断探索和创新，2014 年爱婴岛跳出"纯直营"思维，由直营模式全面转型为加盟模式，以解决直营模式带来的管理成本高、运营效率低等难题。2020 年其再次大胆变革，在"正道共赢"的理念指引下，升级运营模式，全面推行"老板在店""双店运营"模式，与合作伙伴携手共进、互利共赢。

当下，母婴店客流量下滑的问题日益严峻，如何缓解门店引流获客的难题？爱婴岛的"双店运营"模式即为解题关键。深谙新零售之道的爱婴岛，巧妙融合线下门店和线上微商城实现双店赋能，并且配套了微社群及母婴顾问团队。

尤其值得一提的是，爱婴岛早已实现线上四店的布局，即线上微商城、美团、抖音、京东，以多场景、全渠道的模式实现"千店千面"的线上运营，赋能加盟伙伴。加之"老板在店"的生意模式，让门店能收获更多周边消费者的信任和信赖，进一步提升其对门店的好感度和忠诚度。

顺势而为，差异竞争，夯实壁垒促发展

对于大多数母婴店而言，门店经营是一门过于复杂而烦琐的学问，少有门店能在商品、会员服务、运营能力、人才打造、数字化等方面实现标准化、专业化、体系化管理。尤其是在行业发展低谷期，如何让加盟伙伴活下去，活得久，活得好，大家如何跨越从战略制定到执行的鸿沟就尤为重要。对此，爱婴岛通过实施第二板斧"执行简单"的策略，让直营店、加盟店在门店的经营管理上能够通过流程落地和高效执行。

就加盟店来看，爱婴岛采用"保姆式"帮扶的加盟合作策略，从店铺选址、开业到日常的营销策划，及相关物流配套、信息系统、培训服务等方方面面，通过品牌赋能、产品赋能、供应链赋能、开业动销赋能、会员营销赋能、高效物流赋能、定制化信息赋能、运营团队赋能等 8 大赋能给予加盟伙伴全方位支持和指导。

其实，门店"执行简单"背后的关键更在于让其盈利。赚到钱、有发展，大家才会有安全感，才能团结一致、密切配合，最终实现高效运营、目标达成。而"轻加盟重供应链"的模式就是爱婴岛让大家盈利的独特竞争力所在。长远来看，未来渠道的竞争将是供应链与供应链之间的竞争，早筹谋、早布局是明智之举。

在爱婴岛看来，零售的本质是商品买卖，商品的卖力一定是第一位。母婴店既要有引流的通路品牌，也要有差异化的卖力品牌，在颜值、性价比、利润等方面做重要补充，才能一手抓流量，一手抓利润，让门店即使身处行业"寒冬"也能稳步前行。

爱婴岛自创建以来，在发展过程中不断优化商品结构、完善供应链。一方面，依托多年沉淀建立的全球供应链网络，与 500 多个国内外知名孕婴童品牌达成战略合作；另一方面，爱婴岛自 2010 年起就在打造自己独有的供应链体系。至今，自有产品覆盖食品、服装、用品、洗护、保健品等多元化品类，

增强了门店的市场竞争力和盈利能力。

除了强大的自有供应链体系，爱婴岛总部还拥有数万平方米的专业物流配送中心，下设总部物流配送中心及区域配送分中心。加盟伙伴足不出户就能轻松订货，总部物流中心通过物流公司将所购货物以较快速度发到各门店所在地，真正实现一站式进货，也降低了加盟伙伴的进货成本，提升了货品的配送效率。

乘势而强，效率制胜，科技赋能助腾飞

目前，母婴店数量从 2019 年的 23 万 ~25 万家下降至 2023 年的 16 万家左右，但谁能笑到最后？成本决定着大多数母婴店的命运。爱婴岛以第"三板斧"成本优势，在激烈的市场竞争中占据了优势地位。背后的关键在于，其在 2013 年就开始布局数字化，这在当时对于母婴渠道来说是具有前瞻性的一步，较早的投入也为其后续发展赢得了先机、奠定了基础。

"做企业一定要有顶层思维，要看到未来 10 年、20 年的发展趋势"，未来母婴店终将走向标准零售，数字化是实现这一终极目标的必要手段，也是母婴连锁持续扩大竞争优势的重要工具。在进入门槛较低的母婴渠道，很多经营者普遍面临门店经营质量、效率提升的瓶颈。比如，消费者需求洞察，很多门店不了解自己用户的消费偏好、购买习惯及需求变化，组合的一盘货可能是门店需求，但消费者不喜欢、不需要的商品，这就容易出现库存积压、货损增加，进而影响门店利润。要想解决这些问题，单靠人力不太现实。

因此，爱婴岛积极拥抱变化，利用大数据、人工智能等前沿技术提升门店运营效率，实现降本增效。同时，通过数据分析指导库存管理、精准营销、客户服务，全方位提升消费者体验感和满意度，为加盟伙伴深度赋能。比如，分析销售数据，可以帮助门店了解畅销商品和滞销商品的类别，通过分析改善商品经营结构和销售业绩；根据门店库存状况分析和对未来销售状况的预

测，门店可以更有针对性地进行采购和补货；根据门店运营过程中出现的问题和困难，给予具体合理的改善建议，以提高门店的销售业绩和盈利水平。

历经 26 载精耕细作，爱婴岛凭借不懈的匠心经营，在深厚积累中扎实前行，其独具特色的战略"三板斧"使其在激烈的市场竞争中保持优势，并不断开拓新的疆域。

其实，今天来看，即便是身处引领地位的规模型连锁，亦面临来自行业内外的严峻挑战和发展压力。然而，这些规模型连锁凭借其规模效应、连锁化管理的精细化运作，以及经年累月积淀的品牌影响力和口碑，持续以专业精耕的务实精神，坚若磐石的战略定力，积极拥抱并主动适应新变化、新趋势。未来，它们有能力在激烈的竞争博弈中持续焕发生机，为行业发展贡献源源不断的创新动能，开辟更广阔的前景。

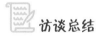 **访谈总结**

> 最后，以爱婴岛董事长叶丞锋谈"精耕者"的一段话作为结尾："精耕不仅是横向的前进，也是纵向的攀升。认准一个领域，努力向下扎根，才能不断向上增长。精耕同时是一种精神，'心不动于微利之诱，目不眩于五色之惑'，在自己认准的道路上保持战略定力。"在这个充满爱与希望的母婴行业，希望有更多母婴人能源于热爱、始于坚持、不忘初心，温暖和呵护中国母婴群体！

第五章
品牌代表访谈实录

　　破局之法，精耕之道。在中国航天事业合作伙伴宜品乳业集团的大力支持下，《精耕者》访谈栏目第一季得以更快、更深刻的推出并收获了广泛的赞誉和认可，给行业带来了更多的思想力量和智慧启迪，也让大家很好地了解了宜品的精耕之心和品牌之念。我特别地整理了与宜品乳业集团董事长牟善波的访谈实录，借由他的经营之道、精耕之思、精耕之行，给行业从业者更多启发和思考，亦希望能聚集更多品牌和渠道的力量，助力中国母婴行业的欣欣向荣。

宜品乳业集团董事长牟善波

攻克产业链"函谷关"、解决社会问题便会获得嘉奖

📋 精耕者语录

◎ 产业链里边，一定有某个环节是"函谷关"，要找到你这个产业链的"函谷关"在哪。

◎ 想管控好窜货乱价，一要有技术手段，二要有团队信心和决心，三要在关键时刻坚决把水龙头关小。

◎ 要么不做，要做的话就长期做、坚持做。

👤 精耕者简介

牟善波 1996 年毕业于天津轻工业学院（现为天津科技大学）乳品工艺学专业，宜品乳业集团董事长，中国乳制品工业协会常务理事，2019 年被中国乳制品工业协会授予"振兴中国乳业领军人物"称号，28 年母婴行业精耕者。宜品乳业创立于 1956 年，具有六十多年专业的乳品生产历史，是中国最早的奶粉企业之一，也是全球卓越的乳制品及高端营养品制造商，2018 年成为中国航天事业奶粉类企业合作伙伴。目前，宜品乳业已构建起"一个运

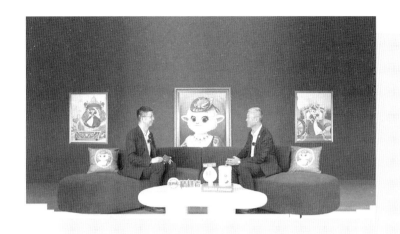

◎ 访谈地点：中国·山东

◎ 访谈时间：2023 年 11 月 13 日

营中心、四大黄金牧场、八大生产基地"，形成了以中国、韩国、西班牙、俄罗斯为核心的国际化产业布局，以羊、有机、水牛、娟姗牛、特医等品类为核心的全产业链，从奶源到工厂再到脱盐乳清等核心原料，产业布局十分完善。

热爱可抵万难

刘磊：今天您带领宜品在乳制品板块逆势突围，这和您 1996 年毕业于天津轻工业学院乳制品专业有没有偶然或必然关系？

牟善波：我到现在（2023 年）从业已经 27 年了，首先是我对这个行业、这个专业的热爱。本身学这一专业，毕业从事这一专业，在某种程度上也是我的一个机缘，所以我对工作的投入不只是经历，还有情感。因为有这种情感，所以可能比其他同人对这个行业投入的精力更多一些，对行业的理解可能稍微和其他的企业有所不同。

当然，这也取决于我们专业知识的积累，包括这些年专业知识的实践。我们宜品有一句话叫"专业人做专业事"，把"专业"两个字做好是我们公司一直践行的经营理念。

刘磊：27 年其实是一个很长的职业历程，是什么样的信念让您一直坚守到现在？这个过程中您有没有想过放弃？

牟善波：为什么坚持到现在？关键是热爱。我在跟很多朋友交流的时候，尤其是跟不同产业的朋友进行交流时，他们常说："我一讲到乳业、讲到我们企业的工作，就两眼放光。"我说："没有我可以，但没有这个事业绝对不行。"这种热爱是发自肺腑的，它成了我生命的一部分，并且是至关重要的一部分。所以，这种热爱让我可以为它放弃很多，也愿意为它割舍很多，来成全这个事业的发展。

放弃的念头，有没有过？严格上来讲有过，但只会是一时的想法。当你遇到艰难的时刻，当你做这个产业特别辛苦、特别累、特别无助的时候，那一刻想过放弃，但是一觉醒来还要精神抖擞地去做，放弃的念头不会超过 24 小时。

刘磊：您怎么打消这种放弃的念头呢？

牟善波：这个产业是你深爱的一个产业，你就想做好，只是遇到了一些困难和挫折，就像我们跑马拉松一样，你实在是跑得太累了就稍微歇一歇，歇一歇是为了更好地前行、更好地奔跑，把这个问题想通了，当你想放弃的那一刹那，其实是你需要休息的那一刻，你就适当休息一下再继续往前走了。

刘磊：关于企业的发展，您今年思考最多的问题是什么？

牟善波：目前，行业面临的问题是成长、承压，所以每个公司都有一个业绩压力的核心问题。

我们要审时度势地思考公司业绩是否已经到了天花板。原来我们和团队分析的是远没到天花板，更多取决于优化内部管理、优化流程，扎扎实实做好细节工作，做好基本功，就还有很大的业绩提升空间。

所以企业发展要思考的问题是未来 3～5 年我们需要具备什么能力？做好这种能力的建设。然后聚焦公司经营目标，把关键动作坚定做到位；聚焦公司核心业务目标、业绩指标，匹配足够的资源，保证业绩指标的达成。

刘磊： 未来 3～5 年，您心目中的宜品会是什么样子？还有哪些规划和期望？

牟善波： 首先是希望未来 3～5 年我们在羊奶粉产业板块有一个长足的发展，在现在的基础上再增加 2～3 倍，这是我们对自己的期望和要求，但我更期待的是未来 3～5 年羊奶粉产业能够快速发展。

刘磊： 就是羊奶粉产业发展得很大？

牟善波： 对，很大，这个产业做大比我们企业做大更重要。当然，宜品乳业是坚定的助推者，是做大做强这个产业的中坚力量，但我们希望更多友商一起把这个产业做强做大。这个产业更大一些，对用户和行业的助力可能也更大一些。

刘磊： 我听说咱们计划未来要做两个十万级的奶山羊养殖基地？

牟善波： 是的，这两年我们在山东养羊，做规模化养殖工作，应该说取得了非常可喜的进步。

刘磊： 目前，奶山羊规模化养殖是很难的，有哪些技术是需要咱们去突破的？

牟善波： 目前，我们在奶山羊规模化养殖方面面临的问题还比较多。首先是技术相对薄弱，但这也是一个巨大的机会点，主要集中在奶山羊如何繁育优良的品种上。其次是奶山羊产奶的性能如何能稳定。最后是奶山羊大规模养殖场的疫病控制问题。

其实不只是宜品，整个中国的奶羊产业都要一起去突破这些技术难关。可喜的是，近两三年，我们在国内的奶羊养殖领域已经获得了长足进步。我相信可能在未来的 3～5 年，我们就能实现奶羊产业和奶牛产业的规模化养殖。

刘磊： 对您而言，未来要挑战的更高目标是什么？

牟善波：我们希望让不同肤色的宝宝爱上中国人做的好奶粉，把中国的好奶粉销售到世界各地。

刘磊：出口到国外？

牟善波：对，因为我们企业今天已经具备这样的实力。

刘磊：这其实是一个比较难的事情。

牟善波：难的事情更有挑战性，只需一步一个脚印往前走。但需要锻炼不同的能力，不单要在中国市场把根据地打好、夯实，在国际市场上也要积蓄这方面力量。同时，虽然现在人口出生率在下降，但是宝宝过敏的现象越来越多。

所以我们也在聚焦如何给过敏宝宝提供很好的解决方案这个问题。比如，我们加强研发把婴幼儿奶粉的乳清蛋白，尤其是 1 段羊奶粉乳清蛋白的比例提高到了 80%，3 段提高到了 60%，这样奶粉就更容易被消化吸收，宝宝体验感会更好。

而如何把这种理念更好地传递给消费者，传递给渠道伙伴，让更多宝宝因为我们的产品而成长得更好、更健康？这是我们的重要目标。

"得产业链者得天下"的关键是找准产业链"函谷关"

刘磊：在创办莱西工厂之前其实宜品已经有 7 个工厂，您为什么还要投入大量资金去建新工厂？

牟善波：宜品的经营理念是，让不同肤色的宝宝爱上中国人做的好奶粉。那我们如何实现这个新目标？如果还是依托我们原来的工厂产业布局，我们始终解决不好这个问题。

刘磊：那您为什么会选择在莱西建厂呢？

牟善波：宜品国内工厂原来主要在黑龙江，到山东建厂是出于我们对这个产业的理解。乳业过去是农民养牛 / 羊，现在是企业养牛 / 羊，企业养和农民养饲喂方式不同。过去农民养牛 / 羊是将它们放在田间地头或者草原上吃草，现在企业养牛 / 羊都是放在牛舍、羊舍里规模化饲养。它们吃的草料也有变化，主要来源第一是玉米，青贮玉米；第二是高能量、高蛋白的饲草，主要是燕麦草和苜蓿草。

那草料从哪来？这就需要：第一，当地有大量的玉米生产；第二，离港口近。因为中国的苜蓿草、燕麦草很大一部分从国外进口，所以只有离港口近，加上当地有玉米种植优势才能很好地获得产业优势。这是我们在山东建厂的第一个原因。

第二个原因与羊的生理特点有关。羊喜热喜干、怕冷怕湿，全球的好奶羊都集中在北纬 35° ~ 37°，也就是地中海到渤海这个纬度上，这里的空气环境更好，羊得疫病的概率更低，饲养难度更低。这是我们选择在青岛建工厂的核心原因。

所以主要是和羊的生理特点和现代化养殖特点息息相关。另外，山东青岛工厂离青岛港口 100 千米，离烟台港口 90 千米。国外的原料到了青岛港口，在这边加工完可以很便利地运送到全球其他工厂。

刘磊： 那很方便。

牟善波： 对，全球其他国家如果有需要，我们都可以通过青岛这个港口轻松输送出去。

刘磊： 所以您考虑的不只是工厂，而是整个产业链建设？

牟善波： 我们要发展奶羊产业。山东青岛就是发展奶羊产业非常好的、有战略意义的一个城市，在这里投资建厂，未来我们快速发展时就能得到很好的产业链支撑。

刘磊： 乳品行业之前说"得奶源者得天下"，后面说"得产业链者得天下"，您认为什么样的产业链才能真正决胜未来？

牟善波： 核心问题是你能得到这个产业链的瓶颈部分，才能得天下。比如，咱们说秦国和六国的关系，函谷关就是战略要地，得了函谷关，卡住这个咽喉，那你在某种程度上就是进可攻退可守。而我们产业链，也一定有一个"函谷关"，你要找到你这个产业链的"函谷关"在哪。

这又恰恰回到你对产业链的深刻理解上，奶源是不是"函谷关"？奶源是我们产业链必需的一步，但它肯定不是"函谷关"，因为奶源不是企业的发展瓶颈。原来我们说乳清可能就是"函谷关"，但对牛奶粉来说乳清显然不是，羊奶粉可能是，羊奶粉乳清就是"函谷关"。找到了这个产业链的"函谷关"的话，你或者组织战略联盟，和别人协同，资源为你所用，或者亲自持有。

所以说"得产业链者得天下"，是得哪个产业链？哪一段儿？这一段你不得的话，就像六国，到"函谷关"门口你就进不去了，所以我们一定要找到产业链真正的"函谷关"在哪里。

刘磊：在哪里？

牟善波：严格来讲，羊奶粉实际上是在羊乳清这个环节。但其实产品每个阶段的"函谷关"是不一样的，比如羊乳清今年是"函谷关"，可能再过三年就不是了。因为这个产业赛道严格来讲没有门槛，中国最不缺的就是工业制造能力，一旦发现哪个领域资源短缺，大家一窝蜂涌进去很快就会把这个原料打成"白菜价"，所以产业链这个关键卡点，它在不同时刻是不同的。

刘磊：其实还是取决于企业对这个产业的深刻理解，很多企业可能也理解了，但没有能力也做不好？

牟善波：对，没有能力去把这个点掌握在自己手中，也没有能力控制这个点。但大部分企业实际上根本没有意识到。

刘磊：您当时为什么能很坚定地去解决羊乳清资源问题并且收购西班牙的这家工厂？

牟善波：其实核心问题是，我们不希望自己就是一个做普通婴幼儿奶粉的企业，我们希望和其他企业有所不同。既然如此，羊奶粉赛道就是一个非常好的成长赛道。

而我认为，一个公司之所以存在，它的价值核心是解决了社会问题，其经营结果就是解决社会问题后社会给你的犒赏。那我们发现羊乳清问题是婴幼儿羊奶粉行业面临的重要社会问题，既然我们有能力解决这个问题，我们就去做。因此，我们婴幼儿羊奶粉今天能取得很好的销售业绩，这就是解决这个问题后社会给你的一个犒赏。

刘磊：咱们产业链建设到什么阶段？接下来还会有什么布局？

牟善波：这就涉及我们布局的全球产业链。现在我们在韩国、西班牙都有自己的工厂，那怎么能让我们的产品销售到世界各地？其中要做的很重要的一步就是保证我们未来能生产更高端的婴幼儿奶粉原料，比如进行欧洲工厂的产业升级、欧美市场的渠道建设等。

我们希望未来一提到中国的出海制造品牌，不只有格力、海尔，还有宜品。

坚定做好渠道利益守护者的角色

刘磊：我注意到前段时间（2023 年）您带领高层团队在四川、广东等市场频繁出差并开展了区域讨论交流会，为什么会采取此类行动，要去解决什么问题？

牟善波：我们从方方面面得到信息，今年（2023 年）的市场情况不容乐观，渠道内卷严重。既然宜品一直把自己定位成"渠道利益的坚定守护者"，那就需要我们到渠道一线。

原来都是由我们销售公司的各位同人去，今年这种情况我们就亲自到一线，想听到更多来自一线的声音。尤其是今天，渠道面临价格下行、窜货乱价、利润下滑等难题，宜品乳业作为奉行差异化战略的企业，能为渠道提供一个非常好的解决方案，让渠道在和我们的合作过程中获得更好的收益。

我们的理念是"渠道需要什么我们就做什么，渠道需要我们做什么改变，我们就做什么改变，渠道关心的事情，也是我们公司要重点发展的事情"。

刘磊：您提到目前整个行业处于比较严峻的阶段，窜货乱价也比较突出，宜品如何能坚定做好"渠道利益的守护者"角色？

牟善波：这是宜品的使命，如果这个角色我们做不好，那宜品在这个行业里不会获得很好的发展，更获得不了广大合作伙伴的认可。

但做好这个角色对今天的宜品乳业而言确实是比较艰难的，需要抵御很多压力和诱惑。一是来自行业方面的压力，整体价格下行、市场供需严重不平衡。二是行业大部分经营团队的业绩压力和业绩诱惑。企业是想要今天生意更好，还是长远生意更好？宜品坚定地选择后者。我在之前跟很多同人说过，如果窜货乱价出现点和线的问题，由我们销售公司负责，当出现面的问题时，我会亲自出手、亲自负责。

宜品乳业想控制窜货乱价：一是要有技术手段；二是要有团队信心、决心；三是还要在关键时刻坚决把水龙头关小。只要把这几件事情做好，我相信企业就有能力把渠道窜货乱价的问题解决好，让渠道商有很好的收益，愿意卖、敢卖，也能放心卖宜品产品。

刘磊：所以您仍然把"渠道利益的坚定守护者"作为一个重要考量？

牟善波：对，我们也正在跟销售公司落实如何把渠道利润作为对销售公司负责人的重要考核方案。这样我们所有人员都聚焦在渠道合作伙伴做我们产品时能有长期稳定可保障的收益。

刘磊：今天渠道商其实很焦虑毛利率的下降，宜品有哪些举措给渠道商提供利润？

牟善波：毛利率下降的核心问题是供需严重不平衡。整个市场供大于求，在这方面如果你的产品和别人的产品严重同质化，是无法解决渠道商毛利问题的。

从产品端来讲，首先要解决产品同质化问题。今天的婴幼儿配方奶粉注册都是采用新国标，严格意义上区别不大，那怎么解决？比如，宜品的解决方案是提高羊奶粉产品的羊乳清蛋白占比，包括我们全绵羊奶粉营养配方、高乳清蛋白的羊奶粉营养配方等，通过这种设计让产品形成差异化。又比如牛奶粉方面，我们建了黑龙江最大的有机 A2 娟姗牛牧场，推出了娟姗牛奶源的有机婴配奶粉。有了差异化产品，当渠道出现严重内卷、价格整体下行的时候，如果你能配合好价格管控机制，那你就能滞后于整个下滑趋势，从而给渠道商提供很好的利润空间。

其次从品牌营销端来看，我们也要做很多工作。今天并不是简简单单把产品摆到货架上，再配合低价或促销方案就能将产品销售出去，还需要企业做很多动销方案。比如我们策划了"欢僖中国行""你好，孕妈"等活动，很好地为渠道收获了人气，也增强了渠道的信心。此外还有品牌建设，比如宜品近期在很多机场都投放了广告，其他媒体方面的投入也在陆续增加，这样也可以让渠道商的产品更好卖、更好推，消费者也愿意买。就是通过这些手段来保证我们渠道商有长期稳定、合理的利润。

刘磊：我们也注意到，尤其是这两年，宜品非常重视大渠道的推动，您觉得宜品现在在什么阶段，算不算一个阶段性的成功？

牟善波：严格来讲，我们还在路上，还要走很多路。有些大渠道进了，但销售结果离我们预期目标还有一定差距，并且进入大渠道之后，货在这儿怎么能卖得好，怎么服务好，这些其实是体现公司组织运行能力及品牌建设能力的重要问题。这些因素和我们未来在大渠道发展取得的结果息息相关。

我们认为，最重要的还是要练好企业内功，内功做好了在大渠道合作方面所期望的成果就自然会来了。

刘磊：目前有没有冲突、矛盾或者是比预期慢的一些东西？

牟善波：一定会有。我们做大渠道就相当于要"进城"，进城的管理和农村的管理肯定不同。到大渠道一线城市去做，和我们在二三线城市做县城市场、乡镇市场肯定是不一样的。需要更多打攻坚战的能力，打运动战的能力，那跟过去打游击战的策略完全不一样，所以核心问题还是能力的建设。

刘磊：面对这种情况，您会畏难吗？

牟善波：无须畏难，因为这是企业发展必经之路。就像爬山一样，现在我们在 2000 米这个山峰上，我们想看 4000 米、6000 米，甚至我们也希望爬到珠峰，爬到 8000 米。既然有这样一个追求，那你就得提升能力，到 4000米需要什么能力，把能力打造好，那 4000 米的结果自然就会实现。

刘磊：所以您会把大渠道的突破当作宜品做大做强过程中一个很重要的战略能力。那如果您不爬那 8000 米，其他人有没有可能爬到这个高度上去？

牟善波：任何一个企业，如果企业的天花板（一把手、董事长、CEO）都爬不到这个高度，那你不要指望企业能爬到这个高度。首先你自己得爬到，并且有责任带大家一起爬到这个高度。

刘磊：我听说宜品现在布局了 9 款羊奶粉，这会不会给人感觉宜品在豪赌羊奶粉市场？

牟善波：倒不是豪赌羊奶粉。既然宜品把羊奶粉品类作为公司的重要战略，作为突围产品，那在品类上就要部署足够多的资源。

而要想获得羊奶粉品类的绝对优势，数量上得有绝对优势，人员配置得有绝对优势，产品投放、产业链配置、资源配置等都要有绝对优势，这些绝对优势加在一块儿，然后把队伍协同做好，把战略战术的动作搭配好，优势就能发挥出来。配方数量是其中的一项，现在是 9 款，未来还会有。

并且我们羊乳清产量全球第一，我们有足够多的产业资源，羊奶粉团队数量也是产业前端，我们具备在这个赛道上比拼的很大优势。

刘磊：渠道的选择多了会不会出现另外的问题，比如过多导致市场可能每家都有这样的羊奶粉？

牟善波：这就是我们之后要考虑的——如何在渠道中保证这个度。我们要测算以宜品的品牌力渠道能够承载多少羊奶粉，根据渠道的需要把宜品不同系列的羊奶粉适时推向市场。今天有这么多配方，核心原因是我们的渠道还相对分散。渠道相对分散的时候需要更多产品，而我们每个渠道还要做渠道保护，如果没有足够多的配方就无法在渠道保护和企业经营规模中间找到合适的平衡。另外，中国市场需求非常广，比如新零售赛道、电商赛道，因此只有足够多的配方数量才有可能满足渠道的差异化诉求。

而如何衡量这个数量，我们可以参考头部品牌，其牛奶粉的数量远远多于羊奶粉，那他们怎么解决这个问题呢？这其实是给了我们一个很好的参考答案。

刘磊：就是要更好地去做渠道区隔？

牟善波：是的。

刘磊：您怎么看目前行业的机遇和挑战，当前环境下宜品体感如何？

牟善波：先说挑战。大家都在说行业内卷，其实是挑战太多，核心问题是母婴行业的人口红利因素没有了。短短几年，人口出生锐减一半，这是我们面临的一个现实问题，但是这个问题我们要看积极的一面。

这些年宝宝出生率是下降了，但是因为母乳喂养、城市化进程和其他一些原因等，过敏宝宝的比例其实是在增加的。因此，宜品就针对敏感宝宝的生理特点进行配方设计，那在这方面就有巨大的机会。宜品的定位是敏感宝宝有效方案提供商，我相信这种定位是有大量市场机会的。

刘磊：从2009年布局有机到2016年进军"纯羊"，2018年收购西班牙工厂，再到近些年的特医，宜品在每一个阶段都做了很前瞻的布局，这里面是否有一种商业直觉和敏锐度，您怎么看？

牟善波：我不太相信直觉，这里边很重要的还是对产业逻辑的基本认知。

宜品有一个"产业金字塔"理论模型，就是在乳制品板块里有一个产业附加值金字塔，最顶端是婴幼儿奶粉，最底端是供应原料，中间是液态奶，再往上是酸奶、奶酪、黄油，越往上附加值越高，越往下附加值越低。但附加值高的，产量小，技术含量高，管理难度也大；附加值低的量大，但是利润率低。这是一个基础逻辑，全球都遵循这个逻辑。

婴幼儿奶粉也有这样一个金字塔模型，最顶端的是特殊医学用途奶粉，中间是羊奶粉，往下是有机奶粉，再往下是普通牛乳奶粉。这个逻辑板块意味着，你要做什么生意，企业就往何处走。我们的定位是做高端，做有技术含量、有门槛的产业，所以我们企业从设立之初一直在努力往上走。你有这个方向、这种布局，你朝着这个方向一步一步就会走出来这样的结果。

企业具备这种能力，就开始布局这个产业；没有时就积蓄能力，能力有了，结果自然就出来了。

刘磊：所以您是确定目标，然后不断往那个方向走，不断提升自己的能力？

牟善波：是的。就是要知道我们企业在这个产业里行进的方向是什么，将这个产业逻辑捋清楚之后，就在这方面投入更多资源去布局和发展。比如，企业定位是要做规模，那可能就会选择做技术原料。而我们更希望企业未来靠科技创新，更愿意相信科技的力量、工程技术的力量，想把这些作为这个企业未来发展很重要的驱动力，所以我们就在往这方面努力。

刘磊：就是每个阶段都可能遇到问题，但您最终是找一个解决方案去坚定不移地推动它，这可能也是成功的一个原因。

牟善波：就是清楚产业基本逻辑之后，要找到一个向上发展的方向，然后就按照这个方向规划企业的发展战略。中间要分析出关键路径和关键卡点问题是什么，是要靠外部资源解决还是靠自己内部资源解决，据此制定解决方案，然后再根据解决方案派生出一个又一个产品和项目。

刘磊：所以您认为成功和失败之间，成功更多是您看到问题之后能找到解决方案，而失败可能是看到问题了但没有主动解决，或者没有找到解决方案？

牟善波：其实还是大家对这个产业的理解不一样，而每个人对产业的理解不一样。

我们是做婴幼儿奶粉的乳业，乳业具有全产业链的属性，是重资产，是资金密集型产业，这个基本属性又涉及大农业范畴，要将这些基本属性弄清楚。而婴幼儿奶粉又不单单是做乳业，它有高端营养品属性，具备高端营养品的特质。把大农业属性和高端营养品属性结合起来，企业该做什么，在哪个点进行布局，在哪个点发力，其实就很清楚了。我们更多的是用这样一个逻辑来思考问题的。

刘磊：就是"号脉"号得很准？

牟善波：应该是相对准确。

刘磊：有些事儿不做可以吗？

牟善波：除非你不吃这碗饭。比如今天在中国做羊奶粉，如果你想把羊奶粉做好，羊乳清资源你不控制，你是做不了的，你一做就断货，而断货问题比窜货乱价对渠道商的影响还大，那你的渠道商对你就没信心。

刘磊：其实从过去的牛到有机、羊、特医、娟姗、水牛，宜品这些年在细分品类的布局非常广，您是出于什么样的考虑？宜品接下来的品类策略会是什么？

牟善波：这就是在今天的市场大环境下如何错位竞争的问题。

我们宜品乳业跟一线品牌相比，严格上讲我们的规模不够大，资源也不多，这个时候如果在常规市场与其竞争是没有胜算的。那我们就到一些细分市场，叫长尾产品也好或者叫未来的差异化产品也好，在这些赛道做布局。选定一些未来有长远发展的市场，提前在这个市场把局布好，和友商一起做市场教育，等着市场爆发，然后我们就能因此获得品类发展红利。

刘磊：其实更多的是在做市场培育和布局？

牟善波：对。今天的企业，要不靠规模化，成本领先优势策略，要不就搞差异化。我们宜品坚决走差异化这条路，在这个经营策略上，我们是差异化领域非常好的一个实践者。

刘磊：您也着重在推动有机产业的产业链？

牟善波：是的，我们有机产业链的投资应该是比羊奶粉的投资还早，只是这个产业竞争的难度要比羊奶粉大，面临的市场竞争压力更大。另外，有机奶粉不像羊奶粉，消费者对羊奶粉有很好的体感，因此很容易形成口碑传播，推动起来也比较容易，但有机奶粉的推动更多的是靠宣传教育，消费者很难有明显的体感。

刘磊：其实母婴渠道今天对羊奶粉的认知度很高，但推动能力参差不齐，从 8%、10% 到 15%、20% 的占比都有，您认为羊奶粉在母婴渠道未来的天花板会在什么地方？

牟善波：如果按照敏感宝宝的占比来看，羊奶粉未来做到 50% 都是有可能的，因为敏感宝宝比例已经超过 50%。但是现实发展来看，30% 的占比应该是可实现的。

刘磊：那在这个过程中，宜品会扮演什么样的角色呢？

牟善波：首先，我们是市场教育的呼吁者。其次，我们是市场教育的践行者，通过场外活动和渠道商沟通，和消费者互动，包括通过各种科学技术、科研论坛、科学实验等的传播扎扎实实做市场教育。最后，我们还要做市场教育的组织者，让更多同人加入宣传、引导羊奶消费的队伍。

一个人的力量是渺小的，一个公司的力量也是渺小的，但如果所有羊奶从业人员拧成一股绳，如果是一个声音来做这件事，那我们的声量就是很大的，这个蛋糕就可以快速扩大，每个从业者就能有很好的收益。

企业未来发展要靠长期主义

刘磊：很多企业家说，创业就像是一场没有终点的马拉松，您怎么理解这句话呢？

牟善波：肯定是这样。跑马拉松要有策略，不同阶段发力不同，但要一直跑，不能停下来，这是马拉松最重要的一个策略，创业也是如此。很多马拉松选手前期跑得很快，等到把体力消耗尽了就开始走，那你前面跑得再快，一旦停下来就很容易被对手超越。

所以，"没有终点的马拉松"，第一就是一定不能停下来，第二是根据自己的身体确定前进策略，该快的时候快，该慢的时候慢，但最重要的是不要透支自己，尤其不要严重透支体力。对于企业来说也是如此，企业长期健康地发展比什么都重要。

刘磊：它其实是一种长期主义。

牟善波：对。这些年做企业，很多人喜欢用"打鸡血"搞短期业绩，的确能获得短期的繁荣。但如果把时间维度拉长，5年、10年，甚至拉到更长的视角20年、30年，如果再长点儿，50年、100年，对很多问题的理解就不一样了。"没有终点的马拉松"就非常好地诠释了这点，在跑马拉松过程中，你可以看到每个选手采用的策略不一样，最终结果也不一样。

刘磊：所以您对宜品的定义也是长期主义？

牟善波：我们是坚定奉行，也是坚定践行长期主义的企业。对我而言，我从小就喜欢长跑，我的基因里就有长期主义，我们企业里也有这样的基因，每个人都在践行"不要赚短钱、短期钱、赚快钱"。如果我们需要做什么，把需要做的事情做好，很多结果自然就来了。

刘磊：最近我听到一个说法："跑步是老板的一种圈层社交。"您怎么看？

牟善波：应该是这样，喜欢跑步的老板在一起就交流跑步的事儿，喜欢打球的老板在一起就交流打球的事儿。可能喜欢跑步的老板对自己有一个比较高标准的要求，比如希望自己身体状况更好一点，想让自己的事业做得更久一点。另外，喜欢跑步的老板可能有比较强的危机感，在某种程度上也是希望自己的企业经营状况更好一些，让企业多长"肌肉"、更健康。

刘磊：所以对很多老板而言，其实给自己的压力或者驱动力、目标，远远强于别人，比如员工等？

牟善波：这是一定的。很多问题交到我们手里的时候已经很棘手了，如果你不够强大肯定解决不了。

不过，解决棘手问题与解决普通问题所带来的快乐也不一样。就像爬山，爬两百米的山和爬8000米的山的快乐肯定是不一样的。我们其实是在享受解决问题，尤其是比较棘手的、高难度的问题所带来的那种快乐。

但今天，企业更重要的是团队的成长，我们不能只让自己爬到8000米的高度，要带着团队一起。不能只让自己变成解决问题的高手，而是要带出一批能解决问题的高手，让团队、组织有很强的解决问题的能力。这是我们更多思考的。

刘磊： 在首届中国奶粉品牌节上，您提出的工厂、牧场、品牌、团队"四轮驱动"理论赢得满堂喝彩，您为什么会提出这个理论呢？

牟善波： 其实这不是我提出的理论，应该是行业本身存在的一个真实现象，我只是给它归纳总结出来而已。

如果一个企业想往百亿元走应该具备什么特质？我们把它总结出来（就是"四轮驱动"理论）。如果这个企业具备这个特质，它未来就有机会做强做大，如果它不具备这个特质，它发展到一定阶段就会遇到瓶颈，这个瓶颈可能会拖累渠道合作伙伴。

我们可以看到，所有百亿元级企业都符合这个"四轮驱动"理论，它们都有全产业链建设，有足够多的工厂、足够多的品牌，因此能给渠道足够多的配方选择，在一线市场有更多人员给渠道做贴身服务，给消费者做消费者教育。然后，它们还有大量的市场广宣投放，消费者能看到它的产品，对产品有很好的感知和了解。所有百亿级企业都具备这种特质。反之，没走到百亿元级的企业，按这个"四轮驱动"模型来分析，或多或少在某一方面都有欠缺。

但今天这种大环境下即使你具备这种特质，发展成百亿元企业也是非常艰难的。

刘磊： 有不确定性？

牟善波： 对，但是具备这种特质的企业有更好的发展潜力，有更好的成长空间，这是一个基本属性。另外，坚定奉行"四轮驱动"理论的这些企业本身就在践行长期主义，本身就是在践行咱们"精耕者"这个精耕理念。

刘磊： 其实这几年品牌集中化在加剧，从 2020 年开始您也在重点投入品牌建设，并和华与华形成了较强的战略合作关系，在这个过程中您是形势所迫还是顺势而为？

牟善波： 严格上讲，我们婴幼儿奶粉一定是靠品牌驱动的产业，你要么是渠道品牌要么是消费者品牌，这是这个产业赛道的逻辑。而我们宜品先把自己定位成渠道品牌，靠渠道的力量把产品卖得更好。但我们也希望渠道推我们产品时没有那么困难，能有更好的推动能力。

那如何解决这个问题呢？当时我们接触了国内很多大牌咨询公司，根据所提供的解决方案，最终选择了华与华并推出了宜品的超级符号——"（宜品）纯羊公主"。通过"纯羊公主"，消费者能更好地认识到宜品，对宜品有更深刻的印象，而公司借此能在市场推广上达到事半功倍的效果。这样你的品牌能更好地深入渠道端，更好地进入消费者家里，更好地抢占消费者的心智。

这是我们当时做这个品牌的初衷，因为在这个阶段就是需要做这些工作，企业才能向上发展。如果品牌力非常弱的话，是不可能再走到下一个阶段。

刘磊： 其实做品牌的方法有很多种，为什么会考虑"纯羊公主"这样一个大 IP？

牟善波： 这是华与华关于品牌资产的一个方法论。消费者看到这个超级符号之后能产生很深刻的记忆，这种交互或者沟通能力要比我们其他符号的交互沟通能力高很多倍，这是这个设计带来的魅力。

像我们在金鹰卡通的投放已经 6 年，我们会坚定地在一些重要栏目、空间、位置持续不断地进行品牌建设，让消费者形成习惯，使其到一个地方就能看到宜品的广告，从而形成很好的记忆，形成情感互动，这是我们所希望能达到的目的。

刘磊： 确实，做品牌不是一朝一夕的事情，它真的是一个长期主义的过程。从"纯羊节"的打造到系列品牌代言人，再到机场、高铁广告，宜品的品牌策略接下来还有哪些行动？

牟善波： 未来，我们会在消费者能接触到的媒体上做更多的投放，无论是新媒体还是地面广告。一方面，我们要做好门店引流工作，我们的投放不只是打造宜品乳业自己的品牌影响力，也能为渠道合作伙伴引流。另一方面还要在渠道终端做好品牌各种活动，让消费者在看到品牌的时候能形成记忆关联。通过这两方面工作形成真正的协同，增强消费者对品牌的认知度。

刘磊：就可以理解为您过去在工厂、牧场、团队等很多维度做了加法，现在是品牌需要达到一个新的高度，但反过来也会带动其他要素的升级。我们拍摄《精耕者》期间，在广州、成都、济南、海口等很多城市都看到宜品羊奶粉的巨幅广告，为什么会选择在这个节点去做机场的大面积爆破？

牟善波：咱们在全国几十个机场都上线了宜品羊奶粉的广告。在这个时间做是要给我们渠道伙伴、消费者传递一个信号，我们坚信羊奶粉产品是非常好的产品，羊奶粉品类未来能做强，这就需要建立起宜品羊奶粉的品牌势能。

那品牌势能是什么？今天来讲，机场代表高维度的品牌市场。合理的空间选择，通过机场广告，让更多高端人群知道宜品羊奶粉，因此会在消费者心中种上种子，让渠道商在推广过程中变得更容易。

当然品牌建设这个过程不是一蹴而就的，它需要经年累月不停地投放，所以我们宜品的策略是遵循（华与华给出的）"药不能停，药量不能减"的原则。要么不做，要做的话就长期做、坚持做。

访谈总结

宜品是中国乳业的精耕者，也是母婴的精耕者。我与牟总相识于 2017 年的一次宜品会议。这些年，我有幸见证了宜品的快速发展，品牌升级，赢得更多势能和渠道认可，也有幸见证了宜品蓓康僖在纯羊品类的快速破局，拔地而起，打造纯羊奶粉节，与渠道商一起互利共赢谋发展。在 2023 年 11 月的《精耕者》第一季访谈中，我和牟总从莱西湖的晨跑开始，再到羊乳业博物馆和航天博物馆参观，再到采访，我更近距离地了解了宜品，看到了宜品的实力和"羊文化",看到了宜品致敬航天精神、支持航天事业的匠心。牟总对"函谷关"的提法令人记忆犹新,他专注专业,重视产业链布局,重视品牌塑造,重视渠道利益,重视品类打造,思维深刻,相关访谈视频很受关注。

1996年毕业,如今已扎根乳品行业近30年,牟总生动地诠释了什么是真正的热爱与坚持,也深入贯彻了宜品"专业人做专业事、自己人做自己事、专心一意做一件事"的发展理念。从乳品加工、规模化养殖、产品研发、团队打造、渠道赋能到上游布局、重仓产业链、品牌建设等,多年的精耕细作与不懈努力,让牟总对企业发展和产业发展都有着非常全面且深刻的理解与思考。

就企业发展而言,牟总领导的宜品乳业从一开始就传承了长期主义的基因,在乳业"马拉松"的赛场奔跑从未停歇。从访谈中我们看到了宜品乳业长远的发展轨迹,产业全球化、品牌IP化、产品多元化、渠道渗透化,聚众力耕市场,宜品乳业既是渠道利益的坚定守护者,也是产业价值的持续创新者。因此,聚焦产业发展层面,宜品乳业始终以羊奶产业的见证者、助推者、践行者的角色要求自己,积极承担产业发展的责任和使命,不断攻克产业发展的"函谷关"。正如牟总所说,"如果我们需要做什么,把需要做的事情做好,很多结果自然就来了"。所以才有宜品乳业羊奶粉品类今天的傲人成绩。当你解决了相应的社会问题后,社会自然会予你嘉奖。

而面对当前母婴行业发展的困境,牟总也再次强调了团队协作和渠道建设的重要性,当行业面临成长和承压的双重挑战时,业绩压力是每个企业都需要面对的核心问题,而通过团队的共同努力和渠道的有效拓展,持续进行能力建设,把关键动作做到位,便能更好地走出困境,实现企业的持续发展。可以看到,牟总对行业发展问题点和困难点的思考与实践体现了其精耕不辍的深厚底蕴。同时，牟总的这些观点对于奶粉行业乃至整个消费品行业都具有重要的借鉴意义。

28 年专业精耕之路，热爱可抵岁月漫长；做大奶粉产业之路，热爱可消千辛万难。希望所有的乳业品牌、母婴品牌在发展的路上都能满怀初心与热爱，一路坚守、力争上游。

　　经历了无数个日夜，驻足于数十个城市，我终于完成了《中国母婴渠道精耕者》一书的创作，我的脑海里浮现出了"精耕者""价值""人""企业""企业家"等词汇。

　　这些年，有很多唱衰母婴渠道的声音，认为这是中国特有的，国外没有母婴店，认为"品类偏科"严重，认为"盈利模式难以支撑"，但实际上，一个行业是否存在，一家企业是否存在，核心是看有没有用户需求，有没有创造价值，尤其是独特的核心价值并具备核心竞争力。对于母婴行业，这是一个有爱的行业，护航中国宝宝健康成长的责任重大，肯定是有价值的，对于企业，这需要创始人的自我修炼，发挥企业家精神，用科学的价值观和行动让企业更有价值。

　　在《精耕者》访谈栏目第一季以及后续的渠道采访中，找跟各位访谈嘉宾共创了一个"真实、真诚、解决问题、有态度、有方法"的栏目，在沟通过程中，我看到了他们的一些特质，比如以用户为本，于服务中创造独特价值；敢于冒险，于荒漠中开拓市场；坚忍执着，是行业的长期

255

主义者；眼光敏锐，善于捕捉时代洪流中的机遇和变化；勇于创新，是新模式新发展的践行者；直面困难，果断决策找寻方法，这些特质也是企业家精神的写照。

与此同时，他们的方法论和经营心得，人才第一、用户为本、战略先行、数字化发展、供应链协同、品类管理、团队打造、创新模式、必赢之战、三字经、三板斧、三扩战略、四轮驱动、八部曲、金字塔、产业链建设、拉长周期、专业精耕、人货场客、道法术器势、成本领先、质价比、多品经营、终端营销等无疑是对母婴机遇或困境的应对，也是母婴新质生产力的实践。本书力求做一个真实记录，这些内容不仅是他们个人职业生涯、企业发展的回顾和思考，也是对母婴行业底层逻辑的梳理和分析，更是对整个母婴行业的致敬和献礼！所以，我也期待本书成为母婴行业一个标杆性学习读本，激发更多人对母婴行业的深刻认知和奋斗热情，为更多迷茫和困惑的从业者指明方向，也将更好地传播精耕理念和精神，为行业的专业化、规模化发展助力。

梅花创投创始合伙人吴世春在《心力：创业如何在事与难中精进》一书说："人的一生都在为认知买单，对创业者来说，讲格局、心胸、视野，最终讲的是认知力，一家企业也只能在企业家的认知空间里成长，心力是创业者最核心的竞争力。认知力决定了你能看到一个什么样的世界，心力决定了你能否进入那个世界。"在当前行业困境下，我们往往需要更多思想和经验的摄入，打开眼界、突破认知、锻炼心力，才更有可能找到一条正确的发展路径，在很大程度上，精耕就是一种认知力，也是一种心力，有助于助力企业战胜困难，走向更辉煌的未来。

精耕者是人，是企业家，也是优秀企业。在本书付梓之际，我要感谢所有致力于精耕的母婴品牌商和渠道商，感谢本书中出现的每一位大咖以及参与本书创作、编辑、发行的工作人员和机构，由于大家的支持，本书才得以顺利出版、大为增色。同时，我也要感谢每一位读者，是您的关注、阅读和分享，让本书有了更多的价值和意义。

感谢中国奶业协会副会长兼秘书长刘亚清，中国乳制品工业协会副理事长兼常务副秘书长刘超，中国营养保健食品协会执行副会长厉梁秋，北京大学光华管理学院市场营销系教授、博士生导师彭泗清，中国关心下一代工作委员会儿童发展研究中心项目执行主任王立华，独立乳业分析师宋亮等的关心和支持。

感谢爱婴室、中亿孕婴童、小飞象、绿臣贸易、妈仔谷、健瑞儿、南国宝宝、华恩婴贝儿、喜阳阳爱婴、企鹅宝贝等参与《精耕者》访谈，感谢孩子王、孕婴世界、爱婴岛等参与内容采写，他们无私分享，给我巨大的鼓舞，也将带给行业更多的助力和启发。

感谢宜品乳业集团独家冠名《精耕者》第一季访谈及"精耕者论坛：母婴行业破局之法"，共同为母婴行业发展助力。

感谢我努力拼搏的团队，特别地感谢阎敏、孙英、余经敏、李妍玲、王碧等，你们开展了大量的协助工作，进行本书相关素材的收集整理和创作，本书凝聚了我们的心血和智慧。

感谢北大光华 EMBA168 班的老师们和同学们，我在过往的学习和交流中得到了很多知识和启发，进而为本书的内容增加了很多理性的思考和理论的支撑。

感谢我亲爱的家人们和朋友们对我的理解、鼓励和支持。

中国市场地大物博，每个区域业态不同，每个阶段发展不同，有众多优秀的母婴渠道商，但因本书篇幅有限，时间仓促或受限于我的眼界与学识，我未能一一列举进入书中，也未能一一致谢，敬请谅解。此外，我努力做到内容干货满满，并反复雕琢细节，修改完善，但难免仍有疏漏，不妥之处，敬请谅解并欢迎批评指正和积极反馈！

最后，回到"精耕者""价值""人""企业""企业家"的思绪，知名企业家、泰康保险集团董事长陈东升曾说，商人就好比是"猎人"，靠嗅觉和机会生存，而企业家就像"农夫"，通过持久的精耕细作来获得发展。

这个时代需要企业家精神，做"猎人"还是做"农夫"，这可能是摆在每个创业者面前的一道选择题，但他选择做"农夫"。而我想说："母婴可能并不算是一个很大的行业，但我们却在做一个致力于让宝宝健康快乐成长的伟大事业，我们需要企业家精神，需要坚守初心和大爱，需要创造独特的核心价值，让我们努力做一个'农夫'，一起精耕细作创未来。"

母婴精耕者之歌

　　母婴强则少年强，少年强则中国强。母婴行业是一个充满爱和责任的行业，这里有一群为爱坚守的人，他们勇担使命与责任，奠定母婴行业高质量发展的根基。2023年11月，在《精耕者》访谈第一季中，婴童智库＆奶粉智库联合精耕者网创作了《母婴精耕者之歌》，旨在唱响精耕旋律，传播行业正能量，点赞母婴精耕者！以专业力量，守护中国母婴安全；以坚守之名，护佑中国母婴健康；以无疆大爱，呵护中国宝宝快乐成长。精耕者们经年累月、精耕细作、精益求精、穿越周期，推动着母婴行业的发展。

　　谨以此歌致敬中国母婴精耕者！

服务千万家　我为爱而来
更好的服务　用心来承载
宝宝的健康和快乐　是我的初心和期待

你所有需要　我全都明白

孩子的笑容　母亲的信赖

护航祖国的花朵　是精耕者的大爱

我们怀抱真心付出爱

经年累月　不懈怠

不怕困难和阻碍

使命在　我就在

将心比心的关怀

托举孩子的未来

扬帆起航向大海

用心守护　开启更大舞台

青春做奉献　汗水写精彩

也经风和雨　激情仍澎湃

五载、十载、二十载　是母婴人的情怀

我们肩负使命从头迈

护航母婴　不懈怠

精耕细作铸品牌

奋斗路　多成败

坚守初心和大爱

践行母婴使命　你我同在

精益求精新生态

精耕者　共创美好未来